Myofascial Stretching Therapy

自分ですぐできる！
筋膜 筋肉
きんまく　　きんにく
ストレッチ療法

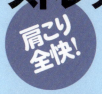
肩こり全快！

豪州認定リメディアルセラピスト
マーティー松本

BAB JAPAN

◎はじめに

　現在、日本人の平均寿命は、男性が80.79歳、女性が87.05歳となっています(出典：2016年厚生労働省統計)。前年と比べて、男性は0.29歳、女性は0.22歳上回り、過去最高の更新は男性が4年連続、女性が3年連続であり、世界トップクラスの平均寿命です。
　一方、健康寿命はというと、男性が71.19歳、女性が74.21歳となります。「健康寿命」というのは、いわゆる死亡までの期間を意味する寿命とは異なり、寿命の中でどれだけ「健康な期間」があるのかという尺度です。寿命年齢から、病気を抱えて生きる期間を引いた期間が健康寿命です。
　これも日本は世界でトップクラスではありますが、寿命までに男性は約9年間、女性は約13年間、病気に苦しみ、死を迎えるというのが悲しい現実です。できることなら、病気を抱えて生きるのではなく、最期を迎えるその瞬間まで、不自由なく健康で笑っていたいと望むのは私だけでしょうか？

　現代社会には、あふれんばかりの病が蔓延しており、多くの方たちが悪戦苦闘をしています。しかし、先天的なものを除くその中の多くは、各人の長年の日頃の不摂生の蓄積がもたらした結果であると私は考えています。栄養バランスの取れた食事、適度な運動、ストレスの少ない生活習慣をもっと心がけていたら、結果は違ってきたはずです。
　病気は自分で防ぐべきです。いかに病気にならないかをテーマとした、予防医療がこれからの時代は大切です。「病気になったら、病院に行けばいいや」…、そんな甘い考えをいつまでも続けていると、晩年は長期間にわたって介護を要する(自立した生活ができない)ことになりかねません。

肩こり、首こり……、地球上で何億もの人が、これといった決定的な治療法がないまま、それらの症状とつきあい、苦しみながら生活をしています。たかが「凝り」と高をくくっていてはいけません。それが万病の元になり、後で苦しむ結果をもたらします。凝りからくる不快感、痛みなどは、あなたの身体に何かの異常があるという信号であり、身体が発する悲鳴なのです。

　全てではありませんが、痛みの症状は、筋肉の緊張、いわゆる「筋肉の凝り」が原因であることが多いのです。そうした凝りができると、筋肉の中を走っている血管を圧迫し、やがて体全体の血液循環システムに問題を起こします。

　私たちの体は、全身に新鮮な血液と酸素を供給し、いらなくなった老廃物と二酸化炭素を排出する血液循環システムのもとで成り立っています。そのため、上記のような状態が起きると、そのシステムを正常に発揮できなくなり、いろいろな障害と病気を引き起こしてしまうのです。よって、私たちが健康を維持するには、いかにスムーズな血液循環が必要かということです。

　本書で紹介する方法は、無理することなく、毎日手軽に自分のペースで、気持ちよく筋肉や筋膜を元の健康な状態に戻していくものです。それにより、辛い症状の軽減が期待されるのはもちろん、自然治癒力を活性化させ、血液やリンパの循環を正常に保ち、病気になりにくい身体を作り上げていくのに大いに貢献することでしょう。

　古代の人間は、私たち誰もが与えられた自然治癒力という偉大なパワーによって、病気から身を守ってきました。薬に頼らない、病気にならない……、心身共に健康で幸せな社会を築いていくために、この本がお役に立てれば光栄です。

Contents

はじめに ─── 2

理論編

筋膜と筋肉を知って肩こりを解消！ ─── 7

まず、筋肉と筋膜について知ろう！ ─── 8
- ◆正しい姿勢とは？ ─── 8
- ◆あなたの姿勢は正しい？ ─── 9
- ◆筋肉とは？ ─── 10
- ◆筋肉の凝りとは？ ─── 11
- ◆筋膜とは？ ─── 12
- ◆筋膜の癒着、ズレとは？ ─── 13

筋肉の凝りや筋膜の不具合を解消する3つのテクニック ─── 15
- ◆①筋筋膜リリース ─── 15
- ◆②MET法（マッスルエナジーテクニック）─── 16
- ◆③トリガーポイントリリース ─── 19
  - トリガーポイントリリースの実践 ─── 22

マーティー流・筋膜筋肉ストレッチ療法とは？ ─── 23
- ◆筋膜筋肉ストレッチ療法の手順 ─── 26

急増する、肩こり・首こり ─── 27
- ◆首の正常な可動域とは？ ─── 27
- ◆首の可動域をチェックしてみよう！ ─── 28

肩首周りの筋膜筋肉に効くストレッチ療法のやり方——31

- ◆ストレッチ療法①　首を前に倒す——32
- ◆ストレッチ療法②　首を後ろに倒す——36
- ◆ストレッチ療法③　首を横に回す——40
- ◆ストレッチ療法④　首を横に倒す——44
- ◆ストレッチ療法⑤　首を斜め前に倒す——48
- 〈応用編〉　首を斜め下から見上げる——52
- ◆ストレッチ療法⑥　首をぐるりと回す——56
- ◆ストレッチ療法⑦　首を下から見上げる——62
- ◆ストレッチ療法⑧　首を斜め前から後ろに倒す——66
- ◆ストレッチ療法⑨　首を横に倒し、後ろに倒す——70
- ◆ストレッチ療法⑩　首を斜めに倒し、腕を伸ばす——74
- ◆ストレッチ療法⑪　両腕をクロスして伸ばす——78
- ◆ストレッチ療法⑫　肩甲骨を寄せる——82
- ◆ストレッチ療法⑬　肘を曲げて固定し、上体を倒す——86
- ◆ストレッチ療法⑭　肘を直角に返し、上体を倒す——92
- 　　　　　　　　　テーブルを使わないやり方——97
- ◆ストレッチ療法⑮　腰に手を当て、内側に回す——98
- ◆ストレッチ療法⑯　腕を水平に回し伸ばす——104
- ◆ストレッチ療法⑰　上体を横に倒す——108

トリガーポイントリリース ——————113

- ◆首こりのトリガーポイント（3本のライン）——————113
  - 第1ラインを押す——————114
  - 第2ラインを押す——————116
  - 第3ラインを押す——————116
- ◆頭痛を軽減するトリガーポイント ——————118
- ◆肩こりを軽減するトリガーポイント ——————118
- ◆肩甲骨周りのトリガーポイント ——————122

- ◆再び姿勢チェック ——————124
- ◆セルフケア法の注意点 ——————124

おわりに——————125

*万一、この書籍の内容をもとに発生したいかなる損害、障害等に対し、著者ならびに出版社は一切の責任を負いかねますので、あらかじめご了承ください。

理論編

筋膜と筋肉を知って肩こりを解消！

Myofascial Stretching Therapy

肩こり・首こりを解消する重要なカギは、筋膜と筋肉にあります。本編では、知っているようで意外と知らない筋膜・筋肉の構造や機能について学んでおきましょう。また、「効く」にこだわり、3つのテクニックを融合した"マーティー流・筋膜筋肉ストレッチ療法"の概要もご説明していきます。

まず、筋肉と筋膜について知ろう!

正しい姿勢とは？

　私たちの肩周りの筋肉は、4〜5kgもある重たい頭を支え、かつ片方で3〜4kgの腕を両肩につり下げている構造になっています。背骨は頭蓋骨を直接下から支えていて、背中を通って腰から骨盤までを、一本の柱のように支えています。

　その背骨をサポートしているのが背骨の両側を縦に走る筋肉であり、上半身と下半身をつないでいるのが腰周りの筋肉です。そして、重たい頭がバランスの取れた正しい位置にあり、両腕も正しく負担のないように肩からつり下がっているのが、体に負担がかからない理想の状態です。背骨も正しいカーブでまっすぐ伸び、上半身と下半身の動きも腰部に負担がかからず、バランスの取れた状態であるべきでしょう。

　しかし、日常生活の動きの中で私たちの姿勢は少しずつズレが生じ、肩、首や腰周り、その他の筋肉に多くの負担がかかり、筋肉が徐々に硬直し、凝りとなります。悪い姿勢が筋肉疲労を生み、筋肉疲労が悪い姿勢を助長するように、姿勢と凝りは密接な関係にあります。

あなたの姿勢は正しい？

　図のように、壁の前に普段の姿勢で立ってみてください。

　一般的には、かかと、ふくらはぎ、お尻、肩甲骨、後頭部が壁のラインに触れているのが、正しい姿勢とされています。一度、ご自分で試してみてください。

　どうですか？　後頭部や肩甲骨は壁に触れていますか？　それが、普段のあなたの姿勢なのです。

　特に、肩こり、首こりをお持ちの方は、頭が前傾し、両肩もしくは片方の肩が前に突き出ている方が多いです。この姿勢を正すだけで、肩こり、首こりは楽になり、凝りの予防にもつながります。

　本書でご紹介するメソッドは、縮こまっている筋膜や筋肉を緩め、無理なく自然に、正しい姿勢になるように是正していきます。

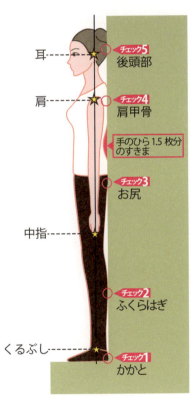

参考：ウェブサイト「taking a STAND」
「モデル仁香が教える☆あなたをぐっとラクにする正しい姿勢の作り方」

理論編

●筋膜と筋肉を知って肩こりを解消！

筋肉とは？

　私たちの体は、206の骨で骨格が形成されています。その骨格に付着している筋肉が骨格筋であり、体を動かすには骨格筋の作用が必要です。骨との付着部となる筋肉の両端が、一方は固定（起始）、一方は動く作用（停止）をすることにより、付着している骨を動かします。
　そもそも筋肉は、一本の太い固まりではなく、直径がほぼ0.1ミリの筋線維が数百から数千もの単位で束のように集まってできており、

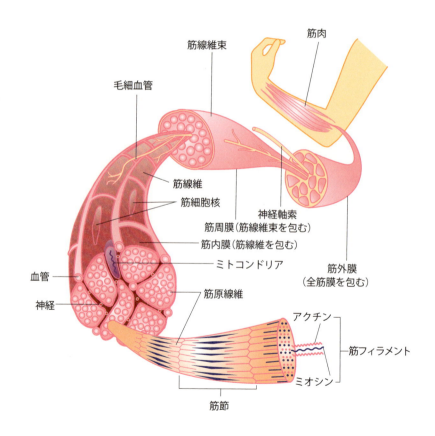

縦方向に並んでいます。その中には血管や神経も通っています。

　筋肉の端は腱（けん）となって骨と繋がり、中の筋線維を縮めることによって骨を引っ張り、体を動かしているのです。健康的な筋肉は、しなやかで柔軟性があります。筋肉にグッと力を入れた時に筋肉が硬くなり、パワーを発揮できます。

　また、筋線維は鍛えることによって、その一本一本が太くなり、より力が出せる筋肉になります。筋線維は筋原線維の集合体、筋原線維は筋フィラメントの集合体で構成されています。

筋肉の凝りとは？

　筋肉は、わかりやすくいえば、丈夫な袋（筋膜）の中に何本もの細い紐（ひも）の束を詰め込んで、両端を縛ったような構造になっています。ここでいう紐が筋線維で、その紐の束が筋線維束と呼ばれます。

　筋肉に負担がかかると、この紐の束（筋線維束）が緊張し、1本1本の紐（筋線維）が短く太くなって筋膜の袋いっぱいに広がり、袋はパンパンに固くふくれ上がり、筋膜の中で押しくらまんじゅう

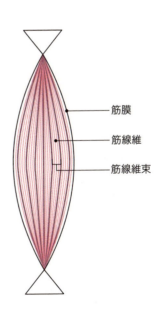

筋膜
筋線維
筋線維束

のような状態が起こります。その圧力でおしつぶされるのが、筋線維の中を走る血管で、その結果として血流障害が起こります。

　筋肉を動かすにはエネルギーが必要ですが、このエネルギーを作るのには、ブドウ糖と酸素が必要となります。ところが、血液の流れが滞ると、酸素不足が生じ、普通ならエネルギーに変わるはずのブドウ糖が不完全燃焼を起こし、乳酸などの疲労物質を作りだします。

　そして、うっ血した血液の中にそうした老廃物がドブのように溜まり、筋肉の中にある痛みの神経を刺激します。痛みや不快感があると、私たちは反射的に体に力を入れて耐えようとし、筋肉の緊張はいっそう強くなります。すると、さらに血管が押しつぶされ、老廃物が溜まり、やがて筋肉が硬い「しこり」へと変わっていきます。これが、凝りなのです。

筋膜とは？

　筋膜とは、筋肉を包む薄い膜です。大きく分けると、浅筋膜と深筋膜に分けられます。浅筋膜は、皮膚のすぐ下にある膜（皮下組織）で、深筋膜は筋肉そのものを覆う膜です。

　例えば、オレンジで想像してみてください。浅筋膜という表面の皮のすぐ下にある組織がオレンジ全体を包み、さらに、深筋膜がそのオレンジを皮をむいて食べる部分に分けています。

　この浅筋膜と深筋膜は互いにつながっています。さらに、深筋膜は、筋肉を覆う筋外膜、筋線維束を覆う筋周膜、筋線維を覆う筋内膜、というように分類されます（10ページの筋肉断面図を参照）。

　このように筋膜は、筋肉の周りから内部に至るまで、筋肉や筋線維

を包み込み、あるべき位置に収まるように構成しています。

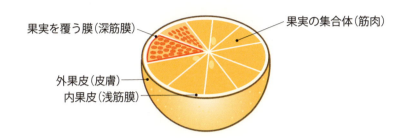

 筋膜の癒着、ズレとは？

　私たちの身体は、頭のてっぺんから足の先までの骨格と筋肉を、筋膜というネットワークで張り巡らせています。この全身にいきわたる筋膜ネットワークは、均一に網目状に張り巡らされ、ある一定の張力とバランスで均等に支えあっています。

　しかし、私たちは日々の生活の中で、悪い動作や姿勢、筋肉のオーバーユース、緊張、ストレス……などにより、少しずつこの筋膜にズレや癒着が生じてきます。

　全身にいきわたる筋膜ネットワークは、例えるなら、頭から足先までをピッタリと覆う全身タイツのようなものです。女性の方なら経験があると思いますが、脚にはくストッキングも、日常生活で動いているうちに少しづつズレが生じ、どこかが引っ張られる感じや窮屈な感じがして、なんとも不快なものです。

　同じように、この全身タイツである筋膜も、毎日の生活の中で一部

分にズレや癒着が起こると、その影響が他の部分にも伝わり、筋膜全体のバランスが崩れます。すると、柔軟性がなくなり、筋肉の動きが制限されてしまったり、凝りや痛みの原因になったりするのです。

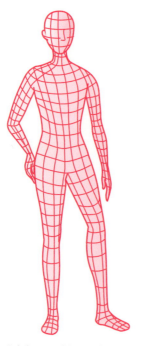

全身タイツに例えた、筋膜ネットワークのイメージ。筋膜は、頭のてっぺんから足先まで、均一に張り巡らされている。

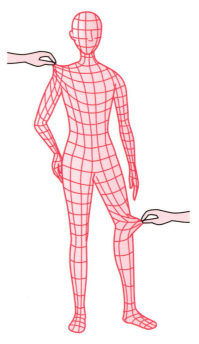

筋膜ネットワークの一部に、ズレや癒着が生じたイメージ。日常の偏った動作や緊張などによって起こる。部分的な問題でも筋膜全体のバランスに影響し、凝りや痛みの原因にもなりかねない。

筋肉の凝りや筋膜の不具合を解消する3つのテクニック

①筋筋膜リリース

　筋膜の癒着、縮み、ねじれなどを、ゆっくりとした持続的なストレッチなどでほぐし、筋肉や筋膜の柔軟性を回復させるのが筋筋膜リリース（Myofascial Release）です。Myoとは「筋」、Fascialとは「筋膜」、Releaseとは「解放」を意味します。

　筋膜は、コラーゲン線維とエラスチン線維（弾性線維）から成り立っています。エラスチン線維は伸縮性があり、引き伸ばすことが容易ですが、コラーゲン線維は丈夫で、持ち前の引っ張り強さがあるので、

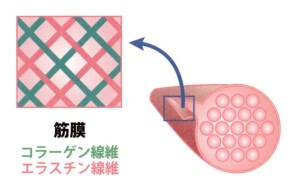

筋膜
コラーゲン線維
エラスチン線維

伸びるのに時間がかかります。筋膜の短縮は、主にこのコラーゲン線維の癒着が原因で起こります。コラーゲン線維の縮み、ねじれ、ズレ、癒着などをリリースしていくには、約30〜90秒、もしくは必要に応じてそれ以上の時間をかけて、筋肉や筋膜が伸びていくのを意識しながら、ゆっくりと持続的に引き伸ばすのが効果的です。

　筋肉の周りを包んでいる筋膜の拘縮や癒着が取れないと、筋肉もほぐれないということが、最近の研究で実証されています。後述する「トリガーポイント」をリリースしていく上でも、筋筋膜リリースは有効なテクニックです（以下、筋筋膜リリースを、略して「筋膜リリース」と表現する）。

② MET法（マッスルエナジーテクニック）

　車の運転で後方にバックする時、十分に首を後ろに回せない方はいませんか？　そういう場合、首の可動域が良くないという言い方をします。この可動域が悪くなっている状態は、首を回すのに必要な筋肉が硬直しているのが主な原因です。

　MET法（マッスルエナジーテクニック）は、硬くなって動きの悪い筋肉に、筋肉の長さを変えずに筋肉収縮（筋肉の等尺性収縮）を与え、その後、筋肉をリラックスさせる（休ませる）と、筋肉が活性化されて自発的に解放される原理（神経生理学的反射）を応用したテクニックです。

　これにより、短縮したり硬くなったりしている筋肉を緩め、痛みや可動域が悪くなってしまった筋肉や関節の動きを改善するのに有効です。

では、等尺性収縮とはどういうことでしょうか？　下の図は、3パターンの筋肉収縮を示しています。

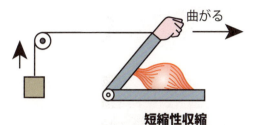

短縮性収縮
（筋肉が短縮している）

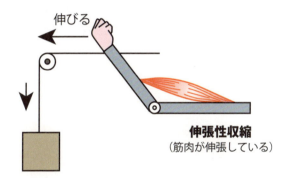

伸張性収縮
（筋肉が伸張している）

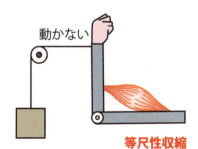

等尺性収縮
（筋肉が短縮も伸張もせず、長さが変わっていない）

短縮性収縮は、何か重い物を持ち上げるような負荷がかかっている状態で、持ち上げる筋肉の力が勝っている時に腕を曲げることができ、その時の筋肉は短く収縮しています。

　重りの重さが勝っている時は、曲がった腕は伸びていき、筋肉は伸張しながらも力が入っているので収縮しているため、伸張性収縮となります。

　腕を曲げようとする力と重りの力が均等である場合、腕は固定されて動かない状態です。この時の筋肉は、短縮も伸張もせずに筋肉の長さを変えることなく、筋肉が収縮しています。これが筋肉の**等尺性収縮**です。

　例えば、首が左方向に曲げにくい（回旋しにくい）場合、左いっぱいにいけるところまで首を回してみてください。もうこれ以上動かない地点が、**制限バリア**です。

　今度は、その制限バリアの地点から右に（動きやすい方向に）首を回し、戻そうとします。その右に戻そうとする動きに対し、手で押さえて抵抗を加えるのです。戻そうとする力は全力ではなく、約20％の力です。

　右に戻そうとする力と、その動きに抵抗する力が均一の力で反発し、筋肉の長さを変えることなく、筋肉に収縮運動（等尺性収縮）を与えられます。約10秒キープした後、同時に力を抜いて解放し、静かに息を吸って吐いて（深呼吸）リラックスします。

　すると筋肉もリラックスし、硬くなっていた筋肉が徐々にリリースされていきます。

③トリガーポイントリリース

　私たちの筋肉は、毎日の継続的な筋肉の反復動作や、同じ姿勢の継続などにより、知らず知らずのうちに過度の負担を強いられています。
　筋肉の中を走る筋線維が何本もの細い紐だと想像してみてください。筋肉に緊張状態が続き、筋線維がストレスを感じると、筋線維という紐に一つ、二つ……と、結び目のようなものを形成していきます。

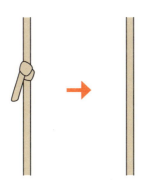

トリガーポイントリリースで、筋線維にできた結び目を解く。

　これは、最初はミクロの世界の話ですが、蓄積されていくと、筋肉の中で筋線維の結び目が重なって大きくなります。やがては、手で触れてわかるようなしこり（硬結）や、紐状である筋線維自体も硬く束ねられてピンとロープを張ったような索状硬結（次ページ図参照）を形成します。
　こうした索状硬結や硬結は、筋肉の中を走っている血管を圧迫し、血流障害を助長します。そのまま放置しておくと、硬結に存在する感覚のセンサーが過敏となって活性化することにより、やがて神経を刺激し、痛みやしびれなどを発する原因となります。

トリガーポイント拡大図

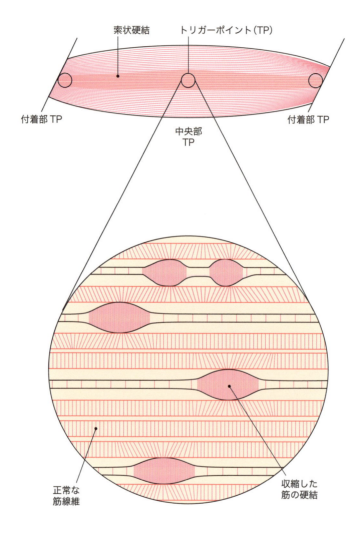

トリガーポイントは、1本1本の筋線維の中に形成された硬結が重なったもの。索状硬結というロープのような半硬結状態の中に形成されることが多い。

その硬結のポイントが引き金（トリガー）となり、その部分だけでなく、周りや離れた部位に痛みを放散（関連痛）するようになるのです。こうしたポイントを、トリガーポイントと言います。
　トリガーポイントを圧迫すると、押した部分だけでなく、周りや身体の奥へズーンと響くような刺激を起こします。肩こりや頭痛、腰痛、手足のしびれ、神経痛や関節の痛みなども、このトリガーポイントが原因になっているものが数多くあると言われています。

　トリガーポイントリリースでは、過敏化してしまった硬結内の感覚センサーを沈静化させます。活性化したポイントを不活性化させるには、局所の血液循環が悪くなっている部分の血液の流れを改善させる必要があります。
　トリガーポイントが形成されている筋肉は縮んでしまっており、それにより毛細血管も圧迫されているので、硬結の部分に圧（静止圧迫）やストレッチ、収縮運動（等尺性収縮）のような物理的刺激を加え、筋線維の結び目を解いていくことが必要です。

トリガーポイントリリースの実践

　指などで、凝りを感じる部分を触っていきます。ロープのようにピンと張っている部分や硬いしこりの部分（硬結）を見つけたら、下記のようにしてリリースしていきます。

ステップ

①指などを使って、ゆっくりと圧を加えていく。
②痛気持ちいい圧加減で静止圧迫を10秒ほど行い、表面が緩んでいくのを待つ。
③硬結がゆっくり緩んでいく、融けていくイメージを持つ。
④硬い部分が少し緩まったら、再び新しい組織（表面が緩んだ後の組織）に向かって、痛気持ちいい圧を10秒ほど加えていく。
⑤以上を、何度か繰り返す。

　加えていく圧は、静止圧迫です。ゴリゴリと力で揉みほぐすよりは、10秒ほどじっと圧を加えていくのが有効とされています。

マーティー流・筋膜筋肉ストレッチ療法とは？

　筋膜リリースと、MET（マッスルエナジーテクニック）を融合、または組み合わせたセルフケア法が、"マーティー流・筋膜筋肉ストレッチ療法"です。筋膜、筋肉、そしてトリガーポイントを総合的にリリースしていくことに主眼を置いています。

　まず最初に、凝りなどで辛い患部の筋膜や筋肉をじっくりゆっくり、約30秒徐々に**引き伸ばしていきます**（筋膜リリース）。最初の10秒で癒着している筋膜や筋肉を感じながらゆっくり伸ばし、次の10秒でさらに伸ばし、また次の10秒でさらに伸ばすという具合に、筋筋膜を伸ばしていきます。

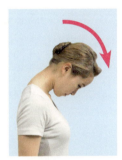

筋膜リリース

　例えば、木の枝が光を求めて徐々に伸びていくように、心地いい方向を探しながら、引っかかっている筋膜や筋肉をもう**これ以上伸びないという地点（制限バリア）**まで伸ばしていきます。

> ＊筋膜リリースは、ゆっくりじっくりトータル90秒かけて引き伸ばしていくのが効果的とされていますが、最初は10秒×3回＝30秒くらいで始め、徐々に自分の状態にあった秒数に変えていきましょう。30秒×3回＝90秒の引き伸ばしが心地よく効果を感じる方は、しっかり90秒行ってみてください。

理論編　●筋膜と筋肉を知って肩こりを解消！

そして今度は、その制限バリアの地点から全力ではなく20％の力で元に**戻そうとします**。そこで、その動きに**抵抗する力を手で加えます（MET法）**。この時に戻そうとする力と抵抗する力は同じです。ですから、戻そうとしても同じ力で抵抗しているので、身体は動きません。

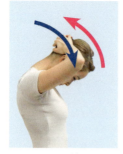

MET法

その状態で10秒保持することにより、動きを制限している筋肉やトリガーポイントの硬結部分に収縮運動（等尺性収縮）を与えます。その後、抵抗を同時に解放します。

解放の仕方は、例えで言うと、弓の弦を徐々に指で引いていって、弦の緊張度が高まったところで、一気に指の力を解く感じです。一気に力を抜くからこそ、弓は遠くへ飛んでいきます。これがゆっくりな動作だと、弓は遠くへ飛んでいきません。

弓の場合、弦の緊張度はマックスですが、この運動法では20％の力でOKです。あまり過度の力で元に戻そうとすると、かえって筋肉を痛める結果にもなりかねませんので、注意してください。

その後、身体を楽な姿勢に戻し、**深呼吸をしてリラックスします**。筋肉に収縮運動（等尺性収縮）を10秒与えた後、解放してリラックスさせる（休ませる）ことで、神経生理学的反射の原理が働き、凝り固まった筋肉が解放されていきます。

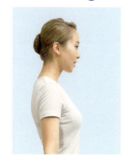

深呼吸

次に、またストレッチをしていき、もう**これ以上伸びないという地点（新しい制限バリア）**から20％の力で元

に戻そうとする動きに対し、抵抗（等尺性収縮）を加えます。10秒後に同時に力を解放し、楽な姿勢で深呼吸をしてリラックスします。

　また、さらにストレッチをしていき、もう**これ以上伸びないという地点（さらに新しい制限バリア）**から同様に、戻し、抵抗、解放、深呼吸というように、MET法を3回ほど行うといいでしょう。

＊制限バリアは、筋膜や筋肉がほぐれると、その位置も変わっていきます。もし、位置が特に変わらない場合でも無理をせずにできる地点から戻してください。

　さらに必要に応じて、指で触ってしこり（硬結、トリガーポイント）を感じる部分に指をあて、痛気持ちいい圧加減で10秒の**静止圧迫**を3回ほど加えて、物理的な刺激を与えていきます（トリガーポイントリリース）。

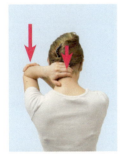

トリガーポイントリリース

　このような流れによって、癒着や拘縮していた筋肉や筋膜をほぐし、硬結やトリガーポイントを元のしなやかで柔軟な状態に近づけます。そして、無理なくさまざまな身体の動きができるように戻していきます。

　本書のメソッドでは、頭頚部の動き（可動域）を自分自身でチェックしながら、毎日変化する肩首周りの筋膜、筋肉の状態を調整し、本来の正しい姿勢に戻していきます。そして、筋膜筋肉への負担を減らし、凝りの解消、予防につなげていきます。

筋膜筋肉ストレッチ療法の手順

筋膜リリース

伸ばしたい筋膜や筋肉をストレッチしていく（10秒）。
さらに、伸びるようにストレッチ（10秒）。
またさらに伸びるようにストレッチ（10秒）。

MET法（マッスルエナジーテクニック）

MET法（1回目）

- もうこれ以上ストレッチできない地点（＝制限バリア）から、20％の力で元に戻そうとする動きに、抵抗する（10秒）。
- 10秒後、同時に力を解放する。
- 楽な姿勢に戻って深呼吸する。

MET法（1回目）

- さらにストレッチしていき、もうこれ以上ストレッチできない地点（＝新しい制限バリア）から、20％の力で元に戻そうとする動きに、抵抗する（10秒）。
- 10秒後、同時に力を解放する。
- 楽な姿勢に戻って深呼吸する。

MET法（1回目）

- またさらにストレッチしていき、もうこれ以上ストレッチできない地点＝（さらに新しい制限バリア）から20％の力で元に戻そうとする動きに、抵抗する（10秒）。
- 10秒後、同時に力を解放する。
- 楽な姿勢に戻って深呼吸する。

急増する、肩こり・首こり

厚生労働省が発表した平成 25 年国民生活基礎調査によれば、日本人のさまざまな自覚症状の中で、女性の第 1 位は、肩こり・首こり。男性でも、第 1 位の腰痛に続いて、肩こり・首こりが第 2 位にランクされています。

特に昨今は、スマートフォンの普及に伴い、その操作と姿勢が原因と思われる肩こり・首こりが急増し、日本では数千万人が辛い症状を抱えていると言われています。

首の正常な可動域とは？

可動域とは、身体の一部が問題なく動く範囲や角度のことです。肩こり・首こり解消が目的の本書では、頭や首（頭頚部）を正常に動かせるかどうかをチェックし、動かす際に引っかかりを感じる筋肉や筋膜や探していきます。

次ページの図は、正常な人が首を動かせる参考角度です。

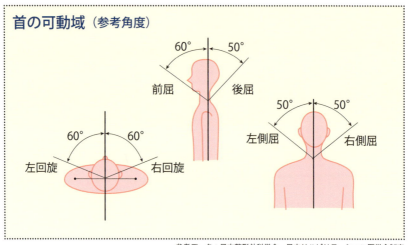

参考データ：日本整形外科学会・日本リハビリテーション医学会制定

首の可動域をチェックしてみよう！

　では、頭や首がどれくらいに動かせるか、実際にやってみましょう。

　まず、座っていても立っていてもいいですから、頭を前に倒してしていきましょう（前屈）。通常の健康な状態では、60度くらい傾けられるのが目安です。

　次は、頭を後ろに倒していきましょう（後屈）。50度くらい傾けられるのが目安です。

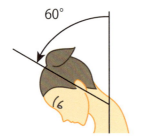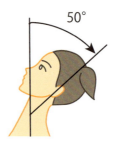

頭を横に倒してみましょう（側屈）。左右それぞれ50度くらい傾けられるのが正常です。

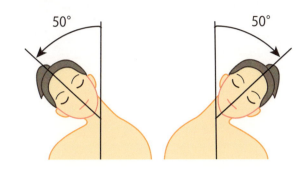

　次は、頭を左右に回旋していきましょう。左右それぞれ60度くらい回せるのが正常です。

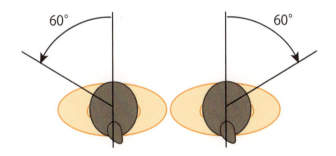

　個人差はありますので、頭頚部を問題なく動かせれば大丈夫です。ただし、筋肉や筋膜のどこかが引っかかる感じがするなら、それが凝りの原因になっていると想定できます。その筋肉および筋膜をほぐすことで、癒着や拘縮を取っていきます。元のしなやかで柔軟な状態に近づけ、肩こりや首こりによる痛みや不快感を取り除きましょう。

実践編

肩首周りの筋膜筋肉に効くストレッチ療法のやり方

Myofascial Stretching Therapy

ここからは、肩こり・首こりを解消するための筋膜筋肉ストレッチ療法のやり方をご説明していきます。全17種類の動作、それぞれに関係する筋肉の解説、筋膜リリースのやり方、MET法（マッスルエナジーテクニック）のやり方で構成されています。また最後に、効果をぐんと高めるトリガーポイントリリースのやり方もご紹介します。

ストレッチ療法①

首を前に倒す

　デスクワークやスマホの使用による頭の前傾姿勢は、重い頭が必要以上に前に傾いてしまわないように、頭半棘筋や僧帽筋が首の後ろで支え、緊張状態となっています。硬く縮んでしまった筋肉や筋膜を緩めていきましょう。

＜主に関係する筋肉と筋膜＞

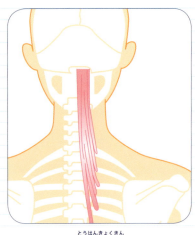

頭半棘筋（とうはんきょくきん）

頭部を前傾した時に頭を支えている筋肉。頭痛の原因となる筋肉でもある。頸椎の真ん中の棘突起のすぐ際を走行している。

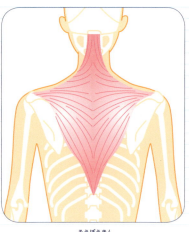

僧帽筋（そうぼうきん）

僧帽筋は背中、肩、首にかけて幅広くカバーしている大切な筋肉。頭、肩、腕の動きに作用している。特に僧帽筋上部は、肩こり、首こりに大きく関係している。

筋膜リリース

首を前に倒す

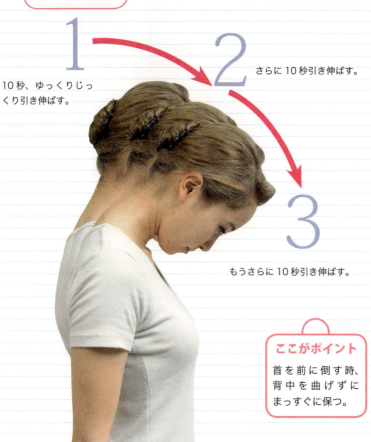

1 10秒、ゆっくりじっくり引き伸ばす。

2 さらに10秒引き伸ばす。

3 もうさらに10秒引き伸ばす。

ここがポイント
首を前に倒す時、背中を曲げずにまっすぐに保つ。

実践編 ＊ ストレッチ療法① ＊ 首を前に倒す

ステップ①
前傾できるところまで首を前に傾けていき、引っかかりを感じる筋肉や筋膜を確認する。その筋肉や筋膜が伸びていくのを意識しながら10秒ストレッチ、さらに引き伸ばすように10秒、またさらに引き伸ばすように10秒と、トータル30秒のストレッチをする（筋膜リリース）。

MET法〈マッスルエナジーテクニック〉

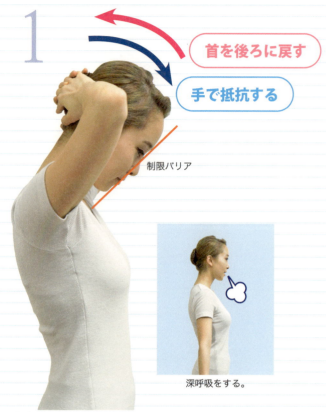

1

首を後ろに戻す

手で抵抗する

制限バリア

深呼吸をする。

MET法（1回目）。20％の力で首を戻す動きに、抵抗する。

ステップ②
今度は、首がこれ以上前に倒れない地点（＝制限バリア）から、全力ではなく20％の力で頭を戻そうとする。その動きに対して、頭の後ろに両手を添え、抵抗を加える。約10秒その状態（＝等尺性収縮）をキープした後、同時に両方の力を抜く。頭を戻し、深呼吸をして筋肉をリラックスさせる。

2

首を後ろに戻す
手で抵抗する

新しい制限バリア

ステップ③

また、前傾できるところまで首を前に傾けていく。これ以上首が前に倒れない地点（＝新しい制限バリア）から頭を 20％の力で戻そうとする動きに対して、手で抵抗を加える。約 10 秒、その状態をキープした後、同時に両方の力を抜く。頭を戻し、深呼吸をして筋肉をリラックスさせる。

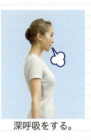

深呼吸をする。

MET 法（2 回目）。新しい制限バリアから。

3

首を後ろに戻す
手で抵抗する

さらに新しい制限バリア

ステップ④

さらにもう 1 回（計 3 回）、同様に繰り返す。

以上のステップで、首の前傾運動に関係する筋膜や筋肉を緩められ、その動きがスムーズになると共に、凝りの軽減に効果がある。

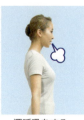

深呼吸をする。

MET 法（3 回目）。さらに新しい制限バリアから。

実践編 ＊ストレッチ療法① ＊首を前に倒す

ストレッチ療法②

首を後ろに倒す

　普段、頭部の前傾姿勢が多いと、頭部を後方に倒す動きにも制限がかかっています。頭の重さを利用しながら、ゆっくり頭を倒していきましょう。

＜主に関係する筋肉と筋膜＞

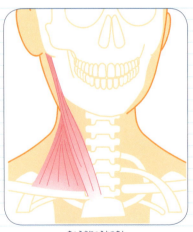

きょうさにゅうとつきん
胸鎖乳突筋

耳の後ろの突起から胸骨と鎖骨へと斜めに走る筋肉。頭部のいろいろな動きに関係している。手で簡単に掴むことができる。さまざまな頭痛を起こす筋肉でもある。

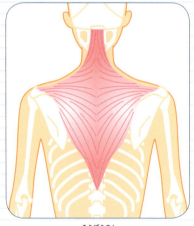

そうぼうきん
僧帽筋

僧帽筋は背中、肩、首にかけて幅広くカバーしている大切な筋肉。頭、肩、腕の動きに作用している。特に僧帽筋上部は、肩こり、首こりに大きく関係している。

筋膜リリース

首を後ろに倒す

1 10秒、ゆっくりじっくり引き伸ばす。

2 さらに10秒引き伸ばす。

3 もうさらに10秒引き伸ばす。

ここがポイント
首を後ろに倒す時、背中を曲げずにまっすぐに保つ。

実践編 ＊ストレッチ療法②＊首を後ろに倒す

ステップ①

首を後方にゆっくりと倒していき、引っかかりを感じる筋肉や筋膜を確認する。その筋肉や筋膜が伸びていくのを意識しながら10秒ストレッチ、さらに引き伸ばすように10秒、またさらに引き伸ばすように10秒と、トータル30秒のストレッチをする（筋膜リリース）。

MET法 〈マッスルエナジーテクニック〉

1

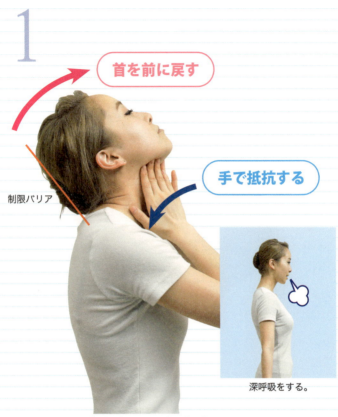

深呼吸をする。

MET法（1回目）。20%の力で首を前に戻す動きに、抵抗する。

ステップ②
首がこれ以上後ろに倒れない地点（＝制限バリア）から首を前に20%の力で戻そうとする。その動きをブロックするように、あごの下に両手を置き10秒抵抗した後、同時に両方の力を抜く。頭を戻して深呼吸をして、筋肉をリラックスさせる。

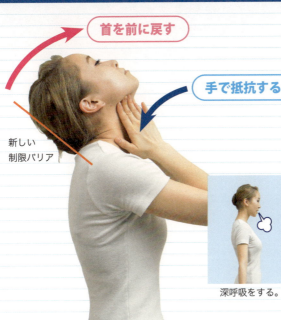

ステップ③
また、首を後ろに倒せるところまで倒す。これ以上後ろに倒せない地点（＝新しい制限バリア）から20％の力で頭を戻そうとする動きに対して、両手で抵抗する。約10秒、その状態をキープした後、同時に両方の力を抜く。頭を戻し、深呼吸をして筋肉をリラックスさせる。

MET法（2回目）。新しい制限バリアから。

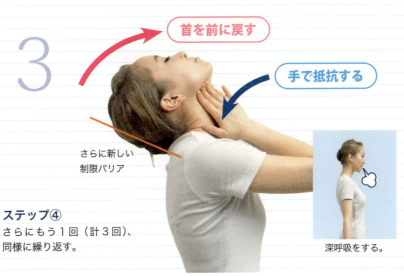

ステップ④
さらにもう1回（計3回）、同様に繰り返す。

MET法（3回目）。さらに新しい制限バリアから。

ストレッチ療法③

首を横に回す

　肩こり、首こりで首を横に回すのに違和感を感じる方も多いと思います。関連する筋膜、筋肉を緩めて、動きを軽くしていきましょう。左右の動きを比べてみて、動きの悪い方へのストレッチに充分時間をとりましょう。

＜主に関係する筋肉と筋膜＞

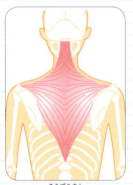

そうぼうきん
僧帽筋

僧帽筋は背中、肩、首にかけて幅広くカバーしている大切な筋肉。頭、肩、腕の動きに作用している。特に僧帽筋上部は、肩こり、首こりに大きく関係している。

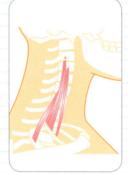

しゃかくきん
斜角筋

前斜角筋、中斜角筋、後斜角筋の3つがあり、胸鎖乳突筋と僧帽筋の間に挟まれている。この筋肉が硬直すると、腕に痛みやしびれを起こす事がある。頭痛にも関係している。

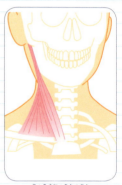

きょうさにゅうとつきん
胸鎖乳突筋

耳の後ろの突起から胸骨と鎖骨へと斜めに走る筋肉。頭部のいろいろな動きに関係している。手で簡単に掴むことができる。さまざまな頭痛を起こす筋肉でもある。

筋膜リリース

頭を正面を向けてから、横に回旋させていく。右と左を行い、引っかかりを感じるなどの問題がある方（あるいは両方）の可動域を上げていこう。

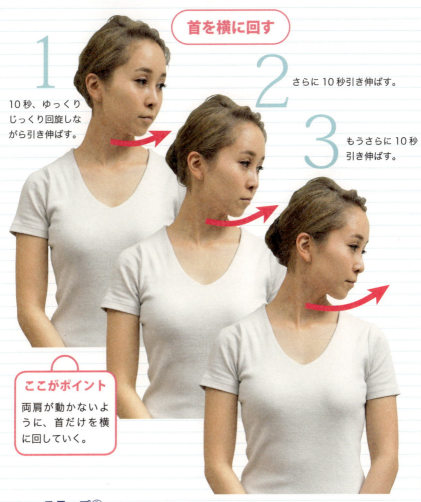

首を横に回す

1 10秒、ゆっくりじっくり回旋しながら引き伸ばす。

2 さらに10秒引き伸ばす。

3 もうさらに10秒引き伸ばす。

ここがポイント
両肩が動かないように、首だけを横に回していく。

ステップ①
後ろを見るように、できるところまで首を回していき（回旋）、引っかかりを感じる筋肉や筋膜を確認する。その筋肉や筋膜が伸びていくのを意識しながら10秒ストレッチ、さらに回旋しながら引き伸ばしを10秒、またさらに回旋しながら引き伸ばすように10秒と、トータル30秒のストレッチをする（筋膜リリース）。

実践編 ＊ストレッチ療法③＊首を横に回す

MET法 〈マッスルエナジーテクニック〉

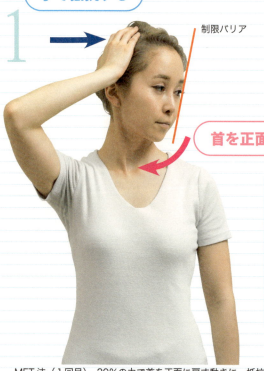

1
手で抵抗する
制限バリア
首を正面に戻す

MET法（1回目）。20％の力で首を正面に戻す動きに、抵抗する。

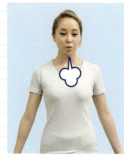

深呼吸をする。

ステップ②

今度は、首がこれ以上後ろに回旋できない地点（＝制限バリア）から、首を元に20％の力で戻そうとする。それに対してこめかみに手を置き、その動きをブロックするように10秒抵抗する（MET法）。10秒後、同時に力を緩め、首を正面に戻し、深呼吸をして筋肉をリラックスさせる。

2

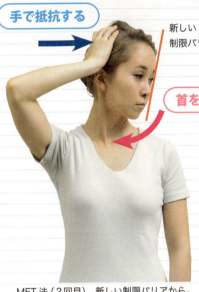

手で抵抗する

新しい
制限バリア

首を正面に戻す

ステップ③

さらに首を横に回旋できるところまで回す。これ以上回旋できない地点（＝新しい制限バリア）から、20％の力で首を戻す動きに抵抗し、10秒キープした後、同時に両方の力を抜く。頭を戻し、深呼吸をして筋肉をリラックスさせる。

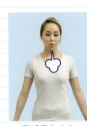

MET法（2回目）。新しい制限バリアから。　深呼吸をする。

3

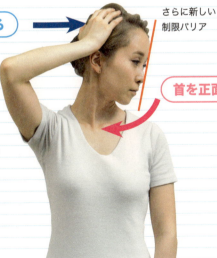

手で抵抗する

さらに新しい
制限バリア

首を正面に戻す

ステップ④

さらにもう1回（計3回）、同様に繰り返す。反対の右方向も同様に行う。

MET法（3回目）。さらに新しい制限バリアから。

実践編 ＊ ストレッチ療法③ ＊ 首を横に回す

43

ストレッチ療法④

首を横に倒す

　顔を正面に向けたまま、頭を左（右）に傾けていきます。左右の動きを比べてみて、動きの悪い方へのストレッチに充分時間をとりましょう。ストレッチしていく時に引っかかりを感じる筋膜、筋肉を意識しましょう。

<主に関係する筋肉と筋膜>

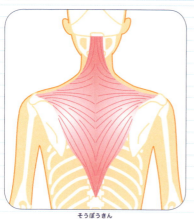

僧帽筋（そうぼうきん）

僧帽筋は背中、肩、首にかけて幅広くカバーしている大切な筋肉。頭、肩、腕の動きに作用している。特に僧帽筋上部は、肩こり、首こりに大きく関係している。

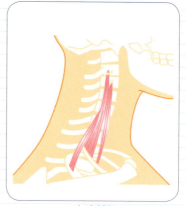

斜角筋（しゃかくきん）

前斜角筋、中斜角筋、後斜角筋の3つがあり、胸鎖乳突筋と僧帽筋の間に挟まれている。この筋肉が硬直すると、腕に痛みやしびれを起こす事がある。頭痛にも関係している。

筋膜リリース

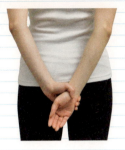

首を左（右）に傾けて（側屈）していく場合、両肩の水平ラインが傾いてしまわないように、背中側で右（左）手首を左（右）手で軽く掴むとよい。

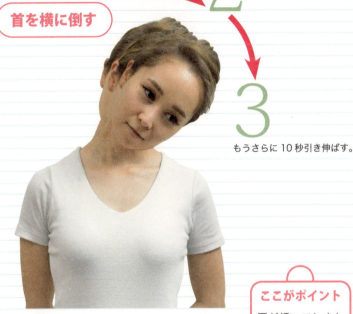

1 — 10秒ゆっくりじっくり引き伸ばす。

2 — さらに10秒引き伸ばす。

3 — もうさらに10秒引き伸ばす。

首を横に倒す

実践編 ＊ストレッチ療法④ ＊首を横に倒す

ステップ①

首を横にゆっくりと倒していき（側屈）、引っかかりを感じる筋肉や筋膜を確認する。その筋肉や筋膜が伸びていくのを意識しながら10秒ストレッチ、さらに引き伸ばすように10秒、またさらに引き伸ばすように10秒と、トータル30秒のストレッチをする（筋膜リリース）。

ここがポイント
肩が傾いてしまわないように、首だけを横に倒す。

MET法〈マッスルエナジーテクニック〉

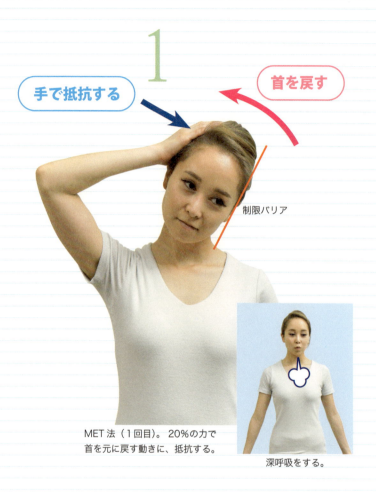

1

手で抵抗する

首を戻す

制限バリア

MET法（1回目）。20％の力で首を元に戻す動きに、抵抗する。

深呼吸をする。

ステップ②

今度は、首がこれ以上横に倒せない地点（＝制限バリア）から、首を20％の力でまっすぐに戻そうとする。それに対してこめかみに手を置き、その動きをブロックするように10秒抵抗する（MET法）。10秒後、同時に力を緩め、首を正面に戻し、深呼吸をして筋肉をリラックスさせる。

2

ステップ③

また、首を横に倒せるところまで倒していく。これ以上倒れない地点（＝新しい制限バリア）から20％の力で元に戻す動きに抵抗し、10秒キープした後、同時に両方の力を抜く。頭を戻し、深呼吸をして筋肉をリラックスさせる。

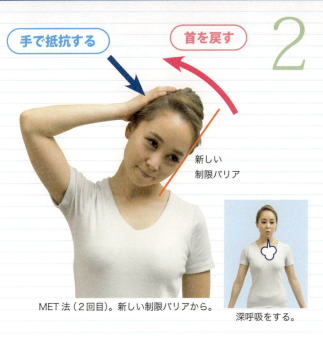

MET法（2回目）。新しい制限バリアから。

深呼吸をする。

3

ステップ④

さらにもう1回（計3回）、同様に繰り返す。反対の右方向も同様に行う。

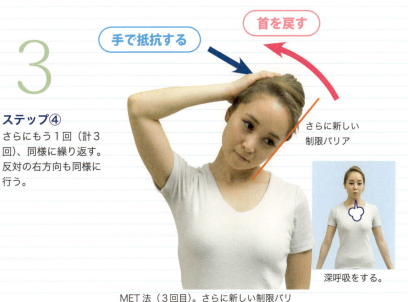

MET法（3回目）。さらに新しい制限バリアから。

深呼吸をする。

実践編 ＊ ストレッチ療法④ ＊ 首を横に倒す

ストレッチ療法⑤

首を斜め前に倒す

　首を左（右）斜め前に傾けていきます。左右の動きを比べてみて、動きの悪い方に充分時間をとりましょう。ストレッチしていく時に引っかかりを感じる筋膜、筋肉を意識しましょう。

＜ 主 に 関 係 す る 筋 肉 と 筋 膜 ＞

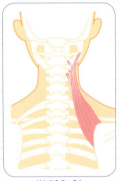
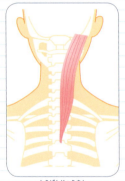
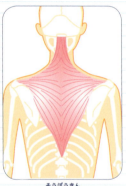

けんこうきょきん
肩甲挙筋

肩甲挙筋は、字のごとく肩甲骨を挙げるのに作用する筋肉。重いカバンを持ったり、肩をすくめたりする時に働いている。

とうばんじょうきん
頭板状筋

首こりから頭痛を引き起こす最も原因となりやすい筋肉。特に後頭部あたりのしこりやトリガーポイントを緩めると効果がある。

そうぼうきん
僧帽筋

僧帽筋は背中、肩、首にかけて幅広くカバーしている大切な筋肉。頭、肩、腕の動きに作用している。特に僧帽筋上部は、肩こり、首こりに大きく関係している。

筋膜リリース

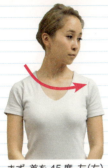

まず、首を45度、左(右)に回旋させる。

首を前に倒す

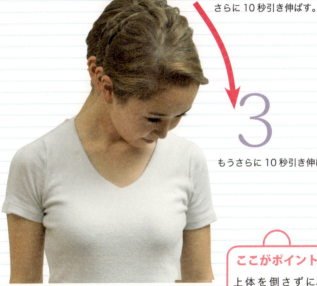

1 10秒、ゆっくりじっくり引き伸ばす。

2 さらに10秒引き伸ばす。

3 もうさらに10秒引き伸ばす。

ステップ①

首を45度、左(右)に回してから、そのまま斜め方向に前に倒していき、引っかかりを感じる筋肉や筋膜を感じる。その筋肉や筋膜が伸びていくのを意識しながら10秒ストレッチ、さらに引き伸ばすように10秒、またさらに引き伸ばすように10秒と、トータル30秒の引き伸ばしストレッチをする(筋膜リリース)。

ここがポイント
上体を倒さずに、首のみを斜め前に倒していく。

実践編 ＊ストレッチ療法⑤＊首を斜め前に倒す

MET法〈マッスルエナジーテクニック〉

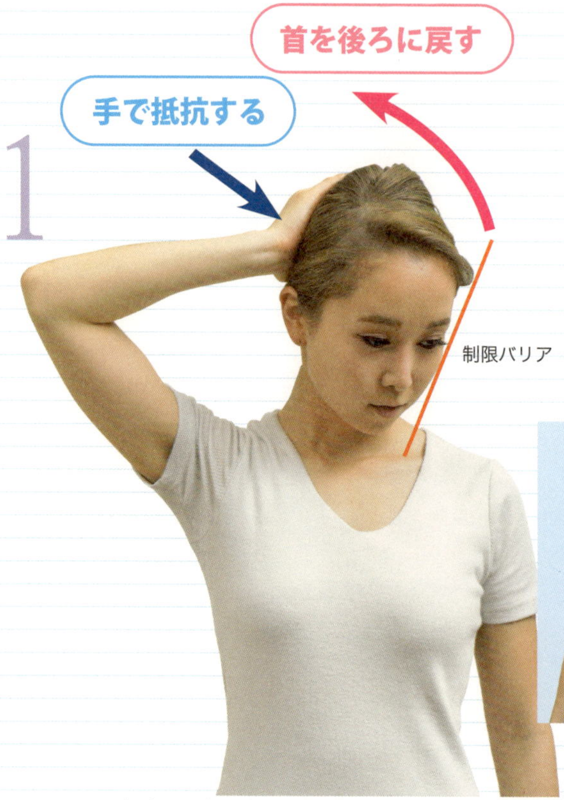

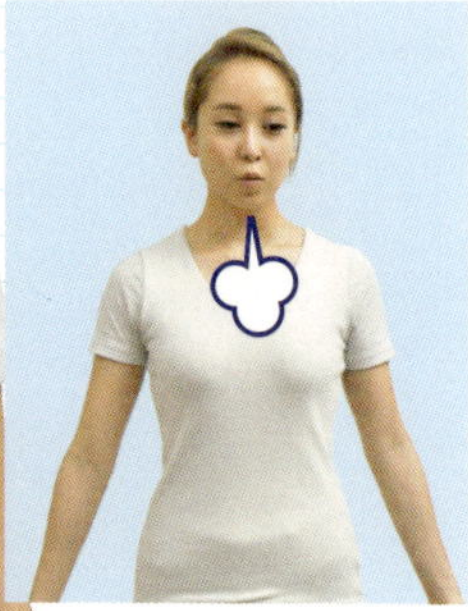

1

手で抵抗する

首を後ろに戻す

制限バリア

深呼吸をする。

MET法（1回目）。20％の力で首を後ろに戻す動きに、抵抗する。

ステップ②

今度は、首がこれ以上斜め前に倒せない地点（＝制限バリア）から、首を20％の力で戻そうとする。それに対して後頭部に手を置き、その動きをブロックするように10秒抵抗する（MET法）。10秒後、同時に力を緩め、首を正面に戻し、深呼吸をして筋肉をリラックスさせる。

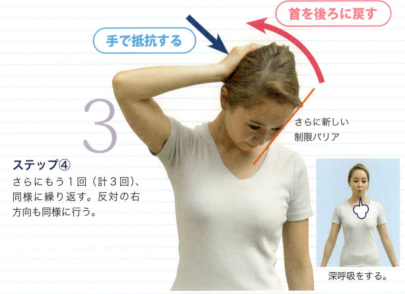

手で抵抗する

首を後ろに戻す

ステップ③

また、さらに首を斜め前に倒していく。これ以上首が斜め前に倒れない地点（＝新しい制限バリア）から、20％の力で元に戻す動きに抵抗し、10秒キープした後、同時に両方の力を抜く。頭を戻し、深呼吸をして筋肉をリラックスさせる。

新しい制限バリア

2

MET法（2回目）。新しい制限バリアから。

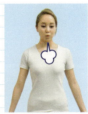

深呼吸をする。

手で抵抗する

首を後ろに戻す

さらに新しい制限バリア

3

ステップ④

さらにもう1回（計3回）、同様に繰り返す。反対の右方向も同様に行う。

深呼吸をする。

MET法（3回目）。さらに新しい制限バリアから。

実践編

＊ストレッチ療法⑤＊首を斜め前に倒す

ストレッチ療法⑤〈応用編〉
首を斜め下から見上げる

　ストレッチ療法⑤の応用法です。首を斜め前（左右）に倒して首の後ろの筋膜筋肉が伸ばされているのを意識しながら、さらに内側から横の壁を見るように首を回していきます。

筋膜リリース

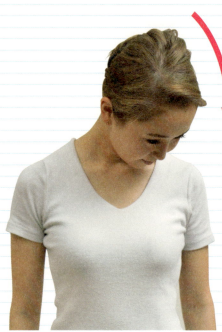

首を左斜め45度に回してから、倒せるところまで前屈させる。

ステップ①

首を左斜めにできる限り前屈した状態から、内側に首を回旋していく（右横の壁を見るように）。引っかかりを感じる筋肉や筋膜を確認する。その筋肉や筋膜が伸びていくのを意識しながら10秒ストレッチ、さらに右横に回旋しながら引き伸ばしを10秒、またさらに右横に回旋しながら引き伸ばすように10秒と、トータル30秒のストレッチをする（筋膜リリース）。

首を回す

1
10秒、ゆっくりじっくり内側に回旋しながら引き伸ばす。

2
さらに10秒回旋しながら引き伸ばす。

3
もうさらに10秒引き伸ばす。

ここがポイント

首を斜め前に倒した時の筋膜や筋肉が伸びている状態をキープしながら、さらに筋膜や筋肉を絞るようなイメージで内側から見上げていく。

実践編
ストレッチ療法⑤
《応用編》首を斜め下から見上げる

MET法〈マッスルエナジーテクニック〉

1

制限バリア

首を戻す

手で抵抗する

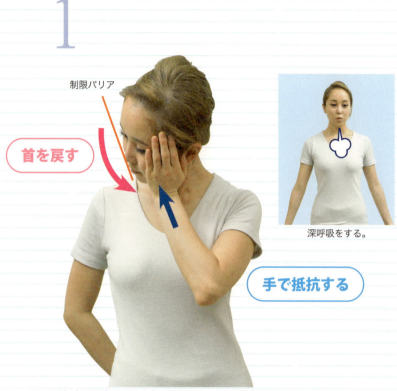

深呼吸をする。

MET法（1回目）。20%の力で地面を見るように首を戻す動きに、抵抗する。

ステップ②
今度は、首がこれ以上内側に回旋できない地点（＝制限バリア）から、首を元に20%の力で戻そうとする。それに対して顔の側面に手を置き、その動きをブロックするように10秒抵抗する（MET法）。10秒後、同時に力を緩め、首を正面に戻し、深呼吸をして筋肉をリラックスさせる。

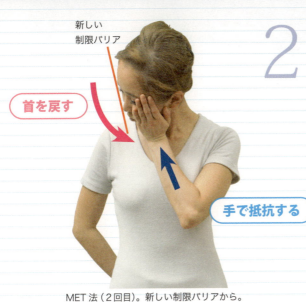

新しい
制限バリア

首を戻す

手で抵抗する

MET法（2回目）。新しい制限バリアから。

2

ステップ③

さらに首を内側に回旋できるところまで回す。これ以上回せない地点（＝新しい制限バリア）から、20％の力で元に戻す動きに抵抗し、10秒キープした後、同時に両方の力を抜く。頭を戻し、深呼吸をして筋肉をリラックスさせる。

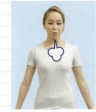

深呼吸をする。

3

さらに新しい
制限バリア

首を戻す

ステップ④

さらにもう1回（計3回）、同様に繰り返す。左右反対の動きも同様に行う。

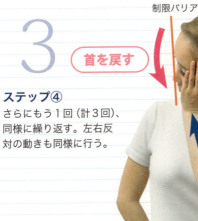

手で抵抗する

MET法（3回目）。さらに新しい制限バリアから。

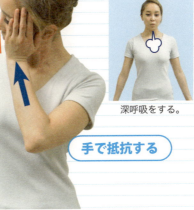

深呼吸をする。

実践編 ＊ ストレッチ療法⑤ ＊〈応用編〉首を斜め下から見上げる

ストレッチ療法⑥

首をぐるりと回す

　体操をしているような要領で、首を左（右）から大きく360度回転させていきます。どこで引っかかりを感じるか確認し、その筋膜、筋肉を緩めていきましょう。

＜主に関係する筋肉と筋膜＞

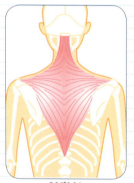

僧帽筋（そうぼうきん）

僧帽筋は背中、肩、首にかけて幅広くカバーしている大切な筋肉。頭、肩、腕の動きに作用している。特に僧帽筋上部は、肩こり、首こりに大きく関係している。

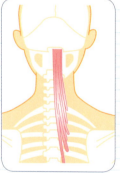

頭半棘筋（とうはんきょくきん）

頭部を前傾した時に頭を支えている筋肉。頭痛の原因となる筋肉でもある。頚椎の真ん中の棘突起のすぐ際を走行している。

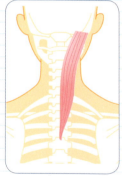

頭板状筋（とうばんじょうきん）

首こりから頭痛を引き起こす最も原因となりやすい筋肉。特に後頭部あたりのしこりやトリガーポイントを緩めると効果がある。

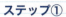

確かめよう！

ステップ①

首を前傾させてから、360度、ぐるりと回す。まずは、左からぐるりと回して正面まで回転運動させる。（反対回りでもOK）。

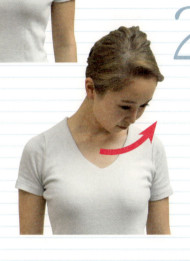

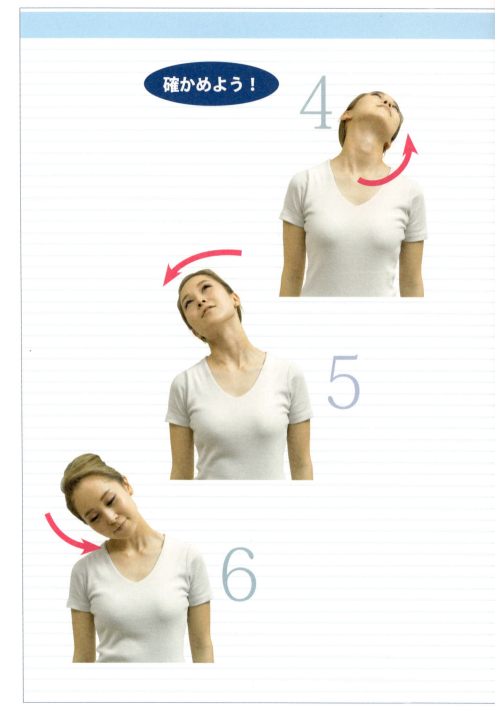

筋膜リリース

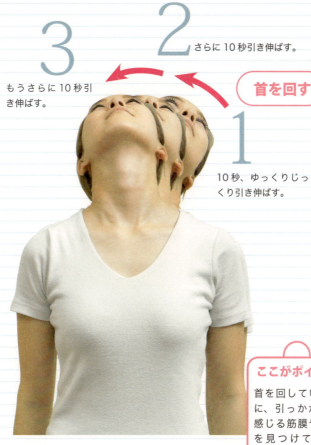

3 もうさらに10秒引き伸ばす。

2 さらに10秒引き伸ばす。

首を回す

1 10秒、ゆっくりじっくり引き伸ばす。

ここがポイント
首を回していく時に、引っかかりを感じる筋膜や筋肉を見つけていき、その部分を伸ばしてはがしていくイメージで。

ステップ②
途中で、動きがスムーズではない、何か引っかかるような動きがあったら、その地点でその引っかかっている筋膜をはがすように意識しながらその部分を10秒ストレッチ、また10秒、さらに10秒というように伸ばしていく（筋膜リリース）。

実践編 ＊ストレッチ療法⑥＊首をぐるりと回す

MET法 〈マッスルエナジーテクニック〉

1

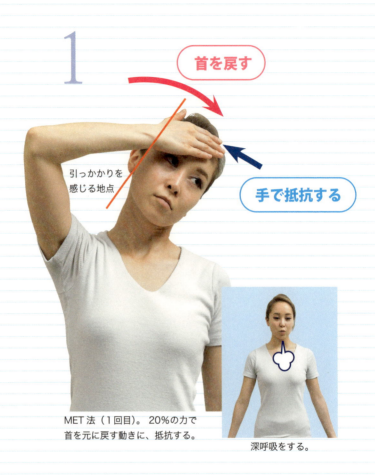

首を戻す

手で抵抗する

引っかかりを感じる地点

MET法（1回目）。20%の力で首を元に戻す動きに、抵抗する。

深呼吸をする。

ステップ③
次に引っかかりを感じる地点で動きを止めて、その動きと反対に20%の力で戻そうとする。その動きに対して、自分の手をおでこからこめかみ付近において10秒間抵抗する。10秒後、同時に力を緩め、首を正面に戻し、深呼吸をして筋肉をリラックスさせる。

2

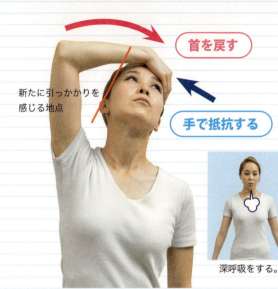

首を戻す

手で抵抗する

新たに引っかかりを感じる地点

深呼吸をする。

ステップ④
さらに首を回転させていく。新たに引っかかりを感じる地点から20％の力で戻す動きに抵抗し、10秒キープした後、同時に両方の力を抜く。頭を戻し、深呼吸をして筋肉をリラックスさせる。

MET法（2回目）。新しい制限バリアから。

3

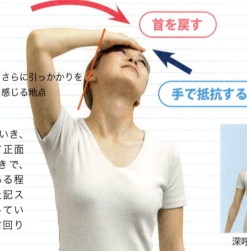

首を戻す

手で抵抗する

さらに引っかかりを感じる地点

ステップ⑤
同様に繰り返していき、頭を左から回して正面に戻るまでの動きで、引っかかり感がある程度取れるまで、上記ステップを繰り返していく。次に反対の右回りも同様に行う。

深呼吸をする。

MET法（3回目）。さらに新しい制限バリアから。

ストレッチ療法⑥ 首をぐるりと回す — 実践編

ストレッチ療法⑦
首を下から見上げる

　首を前に倒して首の後ろの筋膜筋肉が伸ばされているのを意識しながら、さらに外側から天井を見るように首を回していきます。左右の動きを比べてみて、動きの悪い方へのストレッチに充分時間をとりましょう。

＜主に関係する筋肉と筋膜＞

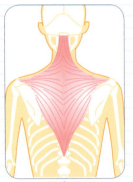

僧帽筋（そうぼうきん）

僧帽筋は背中、肩、首にかけて幅広くカバーしている大切な筋肉。頭、肩、腕の動きに作用している。特に僧帽筋上部は、肩こり、首こりに大きく関係している。

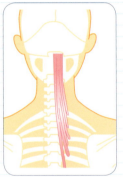

頭半棘筋（とうはんきょくきん）

頭部を前傾した時に頭を支えている筋肉。頭痛の原因となる筋肉でもある。頚椎の真ん中の棘突起のすぐ際を走行している。

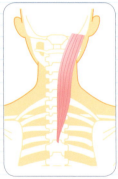

頭板状筋（とうばんじょうきん）

首こりから頭痛を引き起こす最も原因となりやすい筋肉。特に後頭部あたりのしこりやトリガーポイントを緩めると効果がある。

筋膜リリース

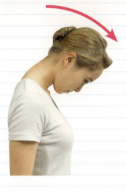

1

まず、首を前に傾ける。その状態から、ゆっくりじっくり首を天井の方へ回旋しながら（関係する筋膜や筋肉がねじれていくのを意識しながら）10秒引き伸ばす。

首を回す

2

さらに10秒引き伸ばす。

ここがポイント

首を前に倒した時の筋膜や筋肉が伸びている状態をキープしながら、さらに筋膜や筋肉を絞るようなイメージで下から外側に向けて見上げていく。

3

もうさらに10秒引き伸ばす。

ステップ①

行けるところまで首を正面に前傾させた状態から、天井を見上げるように、できるところまで左横に首を回していく（回旋）。引っかかりを感じる筋膜や筋肉が伸びていくのを意識しながら10秒ストレッチ、さらに回旋しながら引き伸ばしを10秒、またさらに回旋しながら引き伸ばすように10秒と、トータル30秒のストレッチをする（筋膜リリース）。

実践編

＊ストレッチ療法⑦ ＊首を下から見上げる

MET法 〈マッスルエナジーテクニック〉

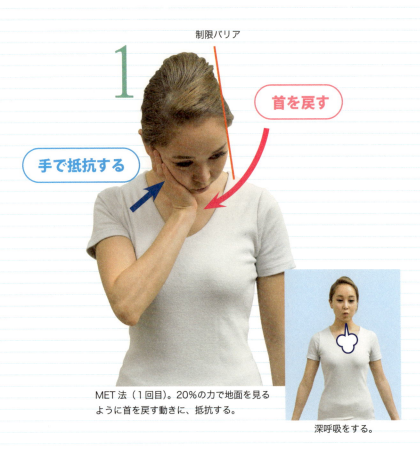

制限バリア

首を戻す

手で抵抗する

MET法（1回目）。20%の力で地面を見るように首を戻す動きに、抵抗する。

深呼吸をする。

ステップ②
今度は、首がこれ以上上向きに回旋できない地点（＝制限バリア）から、首を元に20%の力で戻そうとする。それに対して顔の側面に手を置き、その動きをブロックするように10秒抵抗する（MET法）。10秒後、同時に力を緩め、首を正面に戻し、深呼吸をして筋肉をリラックスさせる。

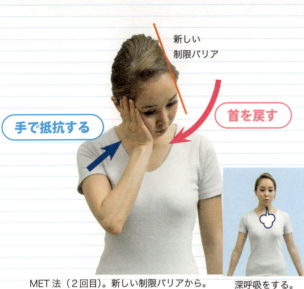

2

ステップ③

さらに首を上向きに回旋できるところまで回す。これ以上回せない地点（＝新しい制限バリア）から、20％の力で元に戻す動きに抵抗し、10秒キープした後、同時に両方の力を抜く。頭を戻し、深呼吸をして筋肉をリラックスさせる。

MET法（2回目）。新しい制限バリアから。

深呼吸をする。

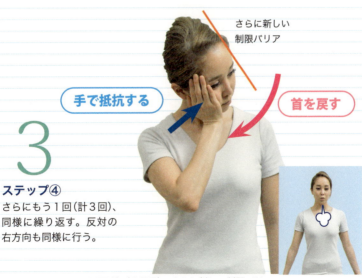

3

ステップ④

さらにもう1回（計3回）、同様に繰り返す。反対の右方向も同様に行う。

MET法（3回目）。さらに新しい制限バリアから。

深呼吸をする。

実践編 ＊ストレッチ療法⑦＊首を下から見上げる

ストレッチ療法⑧

首を斜め前から後ろに倒す

　胸鎖乳突筋を伸ばして緩めるのが目的です。筋肉の付着部である胸骨と鎖骨のあたりを手で押さえながら、首を斜め前から後ろに倒していきましょう。その時、胸鎖乳突筋の筋膜筋肉が伸びていくのを感じてください。左右行い、動きの悪い方に時間をとりましょう。

＜主に関係する筋肉と筋膜＞

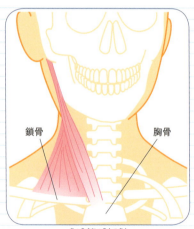

鎖骨　　胸骨

胸鎖乳突筋
（きょうさにゅうとつきん）

耳の後ろの突起から胸骨と鎖骨へと斜めに走る筋肉。頭部のいろいろな動きに関係している。手で簡単に掴むことができる。さまざまな頭痛を起こす筋肉でもある。

筋膜リリース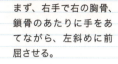

まず、右手で右の胸骨、鎖骨のあたりに手をあてながら、左斜めに前屈させる。

1 10秒。ゆっくりじっくり後屈しながら引き延ばす。

胸鎖乳突筋

首を後ろに倒す

2 さらに10秒引き伸ばす。

3 もうさらに10秒引き伸ばす。

ここがポイント
胸鎖乳突筋が伸びていくのを意識しながら、より伸びていると感じる角度で首を後ろに倒していく。

ステップ①

まず、頭を左斜め45度に倒す。そして、右側の胸骨と鎖骨のあたりに右手を置いて押さえながら、徐々に頭を肩から左後方に倒していく。胸鎖乳突筋が伸びていくのを意識しながら10秒ストレッチ、さらに首を後ろに倒しながら引き伸ばしを10秒、またさらに引き伸ばすように10秒と、トータル30秒のストレッチをする（筋膜リリース）。

実践編
ストレッチ療法⑧ 首を斜め前から後ろに倒す

MET法 〈マッスルエナジーテクニック〉

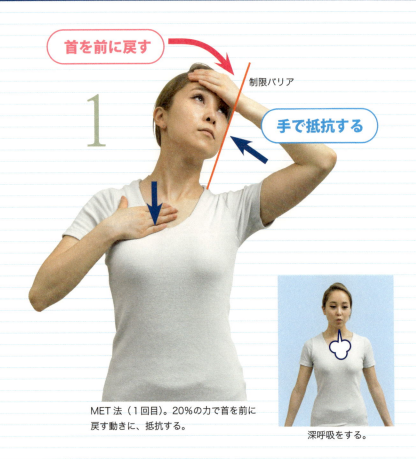

1

首を前に戻す

制限バリア

手で抵抗する

MET法（1回目）。20％の力で首を前に戻す動きに、抵抗する。

深呼吸をする。

ステップ②
今度は、首がこれ以上後ろに倒れない地点（＝制限バリア）から、首を元に20％の力で戻そうとする。それに対して右のおでこに左手を置き、その動きをブロックするように10秒抵抗する（MET法）。10秒後、同時に力を緩め、首を正面に戻し、深呼吸をして筋肉をリラックスさせる。

2

首を前に戻す

手で抵抗する

ステップ③

さらに首を後ろに倒す。これ以上倒せない地点（＝新しい制限バリア）から、20％の力で元に戻す動きに抵抗し、10秒キープした後、同時に両方の力を抜く。頭を戻し、深呼吸をして筋肉をリラックスさせる。

新しい制限バリア

MET法（2回目）。新しい制限バリアから。

深呼吸をする。

3

首を前に戻す

手で抵抗する

ステップ④

さらにもう1回（計3回）、同様に繰り返す。反対の右方向も同様に行う。

さらに新しい制限バリア

MET法（3回目）。さらに新しい制限バリアから。

深呼吸をする。

実践編 ＊ストレッチ療法⑧＊首を斜め前から後ろに倒す

ストレッチ療法⑨

首を横に倒し、後ろに倒す

　斜角筋を伸ばして緩めるのが目的です。伸ばしたい筋肉側の付着部である鎖骨の下を手で押さえながら、首をまず横に倒してから後方に倒していきましょう。その時に斜角筋の筋膜や筋肉が伸びていくのを感じてください。左右行い、動きの悪い方に時間をとりましょう。

<　主に関係する筋肉と筋膜　>

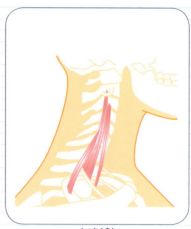

斜角筋
（しゃかくきん）

前斜角筋、中斜角筋、後斜角筋の3つがあり、胸鎖乳突筋と僧帽筋の間に挟まれている。この筋肉が硬直すると、腕に痛みやしびれを起こすことがある。頭痛にも関係している。

筋膜リリース

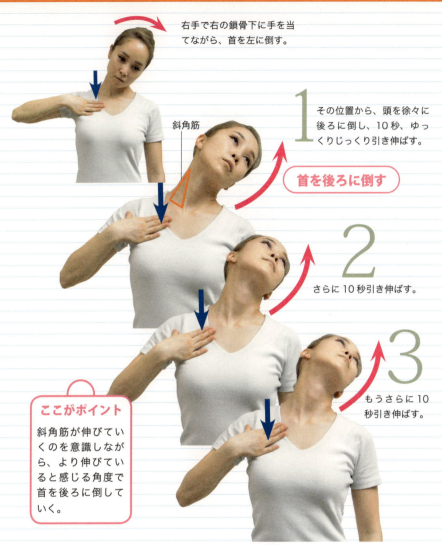

右手で右の鎖骨下に手を当てながら、首を左に倒す。

斜角筋

1 その位置から、頭を徐々に後ろに倒し、10秒、ゆっくりじっくり引き伸ばす。

首を後ろに倒す

2 さらに10秒引き伸ばす。

3 もうさらに10秒引き伸ばす。

ここがポイント
斜角筋が伸びていくのを意識しながら、より伸びていると感じる角度で首を後ろに倒していく。

実践編 ＊ストレッチ療法⑨＊首を横に倒し、後ろに倒す

ステップ①

右手を右側の鎖骨下に置いて押さえながら、まず首を左横に倒す。その位置から、徐々に頭を後ろに倒していく。その時に斜角筋が伸びるのを感じながら、10秒ストレッチ、さらに頭を後ろに倒しながら引き伸ばしを10秒、またさらに頭を後ろに倒しながら引き伸ばすように10秒と、トータル30秒のストレッチをする（筋膜リリース）。

MET法 〈マッスルエナジーテクニック〉

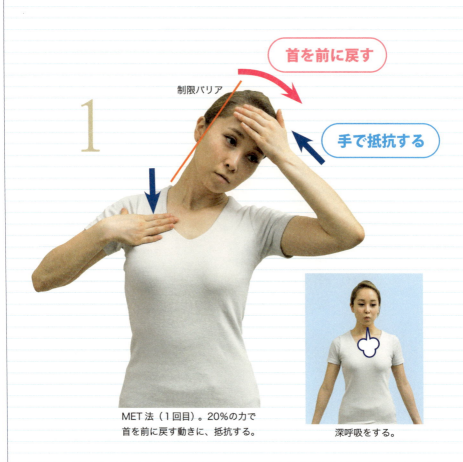

MET法（1回目）。20％の力で首を前に戻す動きに、抵抗する。

深呼吸をする。

ステップ②
今度は、首がこれ以上後ろに倒せない地点（＝制限バリア）から、首を20％の力で元に戻そうとする。それに対して、おでこに手を置き、その動きをブロックするように10秒抵抗する（MET法）。10秒後、同時に力を緩め、首を正面に戻し、深呼吸をして筋肉をリラックスさせる。

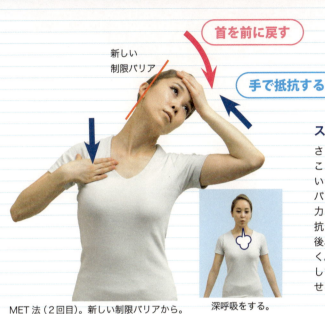

2

ステップ③

さらに首を後ろに倒す。これ以上後ろに倒せない地点（＝新しい制限バリア）から、20％の力で元に戻す動きに抵抗し、10秒キープした後、同時に両方の力を抜く。頭を戻し、深呼吸をして筋肉をリラックスさせる。

MET法（2回目）。新しい制限バリアから。

深呼吸をする。

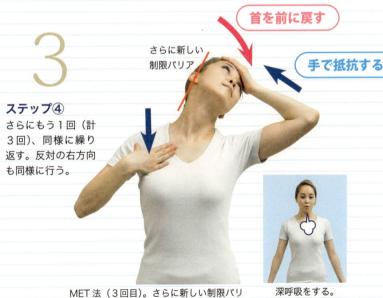

3

ステップ④

さらにもう1回（計3回）、同様に繰り返す。反対の右方向も同様に行う。

MET法（3回目）。さらに新しい制限バリアから。

深呼吸をする。

実践編 ＊ストレッチ療法⑨ 首を横に倒し、後ろに倒す

ストレッチ療法⑩
首を斜めに倒し、腕を伸ばす

　首を45度、斜め前に傾けた状態で腕を地面に向けて伸ばしていきます。その状態から肩を上げていくのに抵抗をかけます。抵抗をかけながら肩を上げていく時、心地いい位置で10秒しっかり筋収縮をかけていきます。左右行い、より凝りを感じる側に時間をかけましょう。

＜主に関係する筋肉と筋膜＞

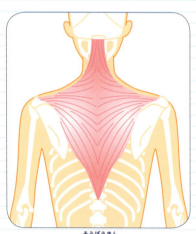

僧帽筋（そうぼうきん）

僧帽筋は背中、肩、首にかけて幅広くカバーしている大切な筋肉。頭、肩、腕の動きに作用している。特に僧帽筋上部は、肩こり、首こりに大きく関係している。

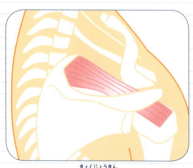

棘上筋（きょくじょうきん）

重いスーツケースなどの持ち運び、腕を上げた状態での作業、パソコンのマウスの長時間使用などの反復運動で問題を起こしやすい筋肉。

筋膜リリース

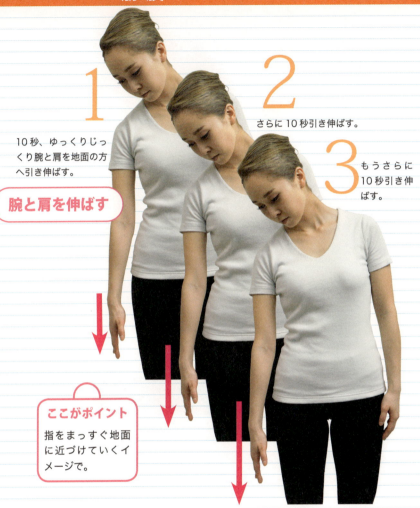

1 10秒、ゆっくりじっくり腕と肩を地面の方へ引き伸ばす。

腕と肩を伸ばす

ここがポイント
指をまっすぐ地面に近づけていくイメージで。

2 さらに10秒引き伸ばす。

3 もうさらに10秒引き伸ばす。

実践編 ＊ ストレッチ療法⑩ ＊ 首を斜めに倒し、腕を伸ばす

ステップ①

まず首を右方向45度斜め前に傾け、腕の重さを感じながら右腕と右肩を地面の方に伸ばしていく。引っかかりを感じる筋肉や筋膜を確認する。その筋肉や筋膜が伸びていくのを意識しながら10秒ストレッチ、さらに引き伸ばしを10秒、またさらに引き伸ばすように10秒と、トータル30秒のストレッチをする（筋膜リリース）。

MET法 〈マッスルエナジーテクニック〉

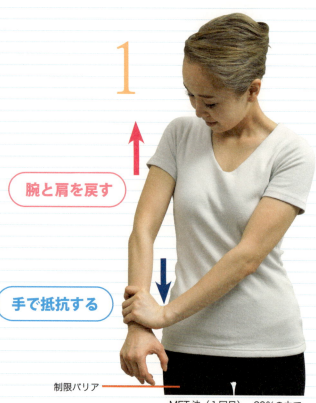

1

腕と肩を戻す

手で抵抗する

制限バリア

MET法（1回目）。20％の力で腕と肩を上に戻す動きに、**一番気持ちのいい地点で抵抗する**。

ステップ②

今度は、腕がこれ以上伸びない地点（＝制限バリア）から、腕と肩を20％の力で上に戻そうとする。それに対して右手首を左手で掴み、一番気持ちのいい地点で10秒抵抗する（MET法）。10秒後、同時に力を緩め、体勢を戻し、深呼吸をして筋肉をリラックスさせる。

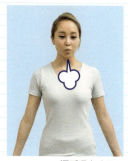

深呼吸をする。

2

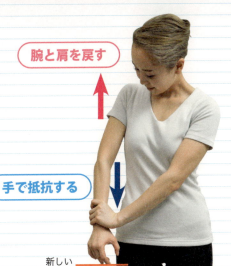

腕と肩を戻す

手で抵抗する

新しい制限バリア

MET法（2回目）。新しい制限バリアから。

ステップ③

さらに腕と肩を下に伸ばす。これ以上伸びない地点（＝新しい制限バリア）から、20％の力で元に戻す動きに、一番気持ちのいい地点で抵抗し、10秒キープした後、同時に両方の力を抜く。体勢を戻し、深呼吸をして筋肉をリラックスさせる。

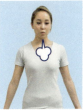

深呼吸をする。

3

ステップ④

さらにもう1回（計3回）、同様に繰り返す。反対の左側も同様に行う。

腕と肩を戻す

手で抵抗する

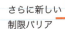

さらに新しい制限バリア

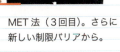

MET法（3回目）。さらに新しい制限バリアから。

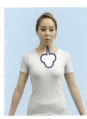

深呼吸をする。

ストレッチ療法⑩ 首を斜めに倒し、腕を伸ばす

実践編

ストレッチ療法⑪
両腕をクロスして伸ばす

　椅子またはソファで、腕をクロスするようにして太ももに置き、背中を太ももに近づけていきながら、両肩甲骨を広げていきます。

＜主に関係する筋肉と筋膜＞

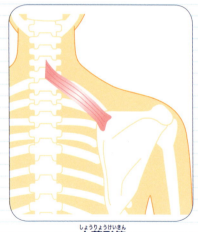

小菱形筋（しょうりょうけいきん）

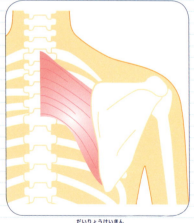

大菱形筋（だいりょうけいきん）

大小菱形筋は、物を引き寄せる動作、例えば鉄棒の懸垂の引きつけや、タンスの引き出しを引く動作、気をつけの姿勢などで働いている。

筋膜リリース

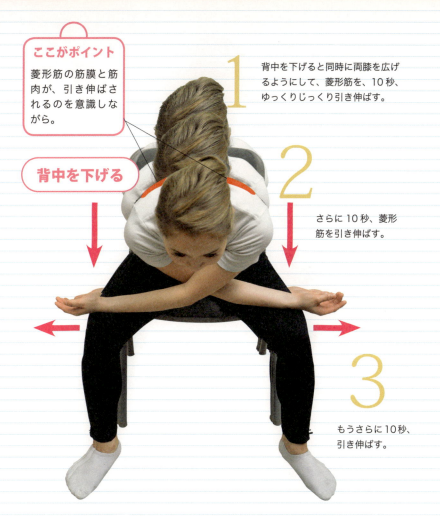

ここがポイント
菱形筋の筋膜と筋肉が、引き伸ばされるのを意識しながら。

背中を下げる

1　背中を下げると同時に両膝を広げるようにして、菱形筋を、10秒、ゆっくりじっくり引き伸ばす。

2　さらに10秒、菱形筋を引き伸ばす。

3　もうさらに10秒、引き伸ばす。

実践編 ＊ストレッチ療法⑪ ＊両腕をクロスして伸ばす

ステップ①

まず、椅子かソファに座り、太ももに両腕をクロスするように置く。そして、両側の肩甲骨が広がるように、ゆっくりと背中を太ももに近づけていく。それと同時に、両膝を広げながら菱形筋の筋膜や筋肉が伸びていくのを意識して10秒ストレッチ、さらに両膝を広げて引き伸ばしを10秒、またさらに引き伸ばすように10秒と、トータル30秒のストレッチをする（筋膜リリース）。

MET法〈マッスルエナジーテクニック〉

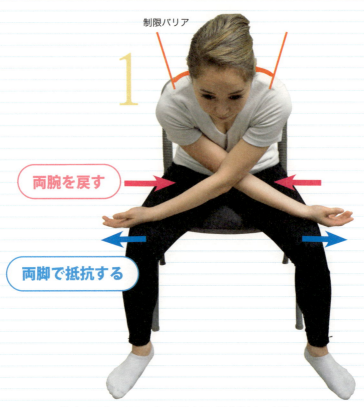

MET法（1回目）。20％の力で両腕を元に戻す動きに、抵抗する。

ステップ②

今度は、両肩甲骨が十分に広がった地点（＝制限バリア）から、両肩甲骨を近づけるようにクロスしている腕を元に20％の力で戻そうとする。その動きを両脚でブロックするように10秒抵抗する（MET法）。10秒後、同時に力を緩め、体勢を戻し、深呼吸をして筋肉をリラックスさせる。

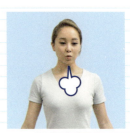

深呼吸をする。

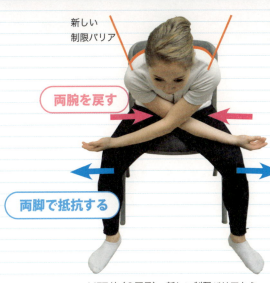

新しい
制限バリア

両腕を戻す

両脚で抵抗する

2

ステップ③

さらに両肩甲骨を広げる。これ以上広げられない地点（＝新しい制限バリア）から、20%の力で元に戻す動きに抵抗し、10秒キープした後、同時に両方の力を抜く。体勢を戻し、深呼吸をして筋肉をリラックスさせる。

MET法（2回目）。新しい制限バリアから。

深呼吸をする。

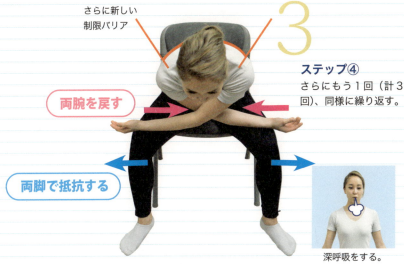

さらに新しい
制限バリア

両腕を戻す

両脚で抵抗する

3

ステップ④

さらにもう1回（計3回）、同様に繰り返す。

MET法（3回目）。さらに新しい制限バリアから。

深呼吸をする。

実践編 ＊ストレッチ療法⑪＊ 両腕をクロスして伸ばす

ストレッチ療法⑫

肩甲骨を寄せる

椅子またはソファに座り、両方の肩甲骨を内側に寄せていきます。大胸筋が伸び、大小菱形筋が収縮していくのを感じてください。

＜主に関係する筋肉と筋膜＞

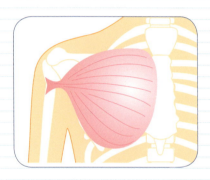

大胸筋（だいきょうきん）
胸部の大きな筋肉で肩や腕を動かすのに作用している。肩こりの人は肩が内側に巻いた状態で大胸筋が硬直していることが多い。

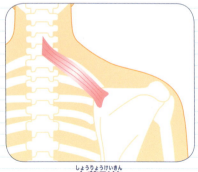

小菱形筋（しょうりょうけいきん）

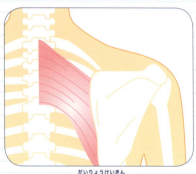

大菱形筋（だいりょうけいきん）

大小菱形筋は、物を引き寄せる動作、例えば鉄棒の懸垂の引きつけや、タンスの引き出しを引く動作、気をつけの姿勢などで働いている。

筋膜リリース

両肩甲骨を寄せる

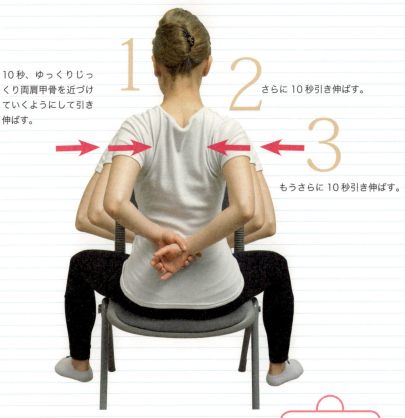

10秒、ゆっくりじっくり両肩甲骨を近づけていくようにして引き伸ばす。

さらに10秒引き伸ばす。

もうさらに10秒引き伸ばす。

実践編 ＊ストレッチ療法⑫ ＊肩甲骨を寄せる

ステップ①

まず、両腕を後ろで組む。そして両方の肩甲骨を内側に寄せていき、大胸筋が伸び、大小菱形筋が収縮していくのを感じながら、じっくりゆっくりと10秒ストレッチする。さらに大胸筋の引き伸ばしを10秒、またさらに引き伸ばすように10秒と、トータル30秒のストレッチをする（筋膜リリース）。

ここがポイント

両側の大胸筋が徐々に伸ばされていくのを意識しながら、両肩甲骨を寄せていく。

MET法 〈マッスルエナジーテクニック〉

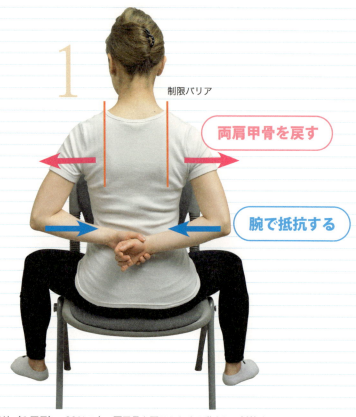

MET法（1回目）。20％の力で肩甲骨を戻そうとする動きに、抵抗する。

ステップ②
両肩甲骨を十分に近づけた地点（＝制限バリア）から、20％の力で元に戻そうとする。両腕でその動きをブロックするように10秒抵抗する（MET法）。10秒後、同時に力を緩め、体勢を戻し、深呼吸をして筋肉をリラックスさせる。

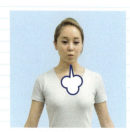

深呼吸をする。

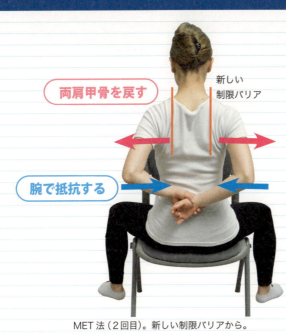

2

両肩甲骨を戻す

新しい制限バリア

腕で抵抗する

ステップ③

さらに両肩甲骨を十分に近づける。これ以上近づけられない地点（＝新しい制限バリア）から、20％の力で元に戻す動きに抵抗し、10秒キープした後、同時に両方の力を抜く。体勢を戻し、深呼吸をして筋肉をリラックスさせる。

深呼吸をする。

MET法（2回目）。新しい制限バリアから。

実践編 ＊ ストレッチ療法⑫ ＊ 肩甲骨を寄せる

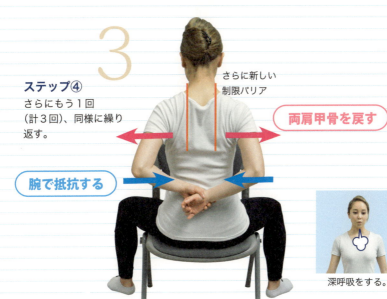

3

ステップ④
さらにもう1回（計3回）、同様に繰り返す。

さらに新しい制限バリア

両肩甲骨を戻す

腕で抵抗する

深呼吸をする。

MET法（3回目）。さらに新しい制限バリアから。

ストレッチ療法⑬
肘を曲げて固定し、上体を倒す

　椅子に座り、肘角度を90度以内に曲げた腕（左右）を水平に伸ばしてテーブルに乗せ、大胸筋の筋膜筋肉が伸びていくのを感じながら上体を下げていきます。

＜主に関係する筋肉と筋膜＞

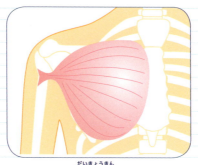

大胸筋（だいきょうきん）

胸部の大きな筋肉で肩や腕を動かすのに作用している。肩こりの人は肩が内側に巻いた状態で大胸筋が硬直していることが多い。

肩回旋筋群

肩甲骨周りの筋肉群で、肩関節を取り囲み、肩や腕の動きに大きく関与している。

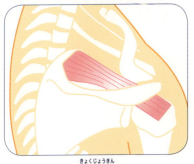

棘上筋
きょくじょうきん

重いスーツケースなどの持ち運び、腕を上げた状態での作業、パソコンのマウスの長時間使用などの反復運動で問題を起こしやすい筋肉。

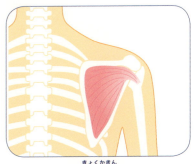

棘下筋
きょくかきん

肩甲骨を覆う筋肉で、腕を動かす時、特にテニスのフォアハンドのように腕を引く動作などで機能しており、背中に腕を回したり、腕の動きがしづらい時などに関係していることが多い。

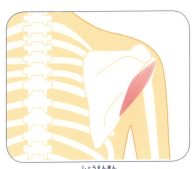

小円筋
しょうえんきん

肩甲骨の外側の骨から上腕骨の後ろに付着している筋肉で、この筋肉が緊張すると、腕の動きを制限する。

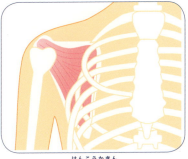

肩甲下筋
けんこうかきん

肩甲骨の前面を覆う筋肉で、肩や腕を内側に回したりする動作に関係している。腕を上に上げにくい場合は、この筋肉に問題があることも多い。

実践編 ＊ ストレッチ療法⑬ ＊ 肘を曲げて固定し、上体を倒す

筋膜リリース

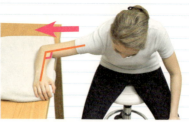

肘の角度を90度にして、腕を水平に伸ばす。

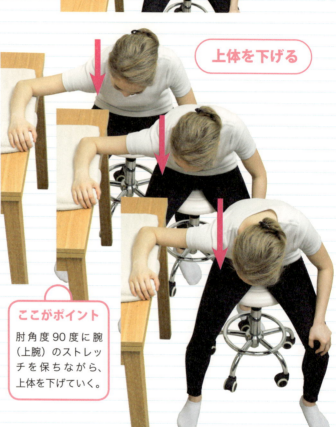

上体を下げる

1 10秒、ゆっくりじっくり上体を下げて引き伸ばす。

2 さらに10秒引き伸ばす。

3 もうさらに10秒引き伸ばす。

ここがポイント
肘角度90度に腕（上腕）のストレッチを保ちながら、上体を下げていく。

ステップ①

椅子に座り、肘を直角に曲げて腕を水平に伸ばし、ストレッチさせるようにテーブルに乗せる（腕が痛くないようにタオルなどを置く）。大胸筋をゆっくり引き伸ばすように、上体を下げていく。関係する筋膜や筋肉が伸びていくのを意識しながら10秒ストレッチ、さらに引き伸ばしを10秒、またさらに引き伸ばすように10秒と、トータル30秒のストレッチをする（筋膜リリース）。

MET法 〈マッスルエナジーテクニック〉

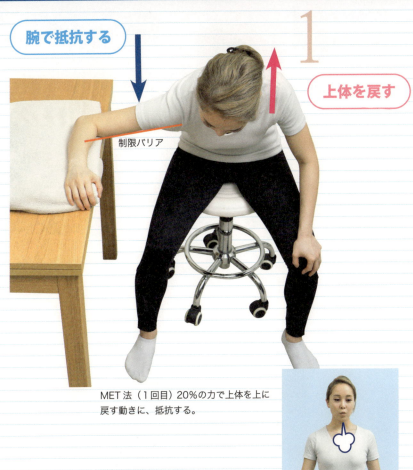

腕で抵抗する

上体を戻す

制限バリア

1

MET法（1回目）20％の力で上体を上に戻す動きに、抵抗する。

深呼吸をする。

ステップ②
今度は、上体がこれ以上下がらない地点（＝制限バリア）から、上体を20％の力で元に戻そうとする。その動きをブロックするように腕で10秒抵抗する（MET法）。10秒後、同時に力を緩め、体勢を戻し、深呼吸をして筋肉をリラックスさせる。

実践編

＊ストレッチ療法⑬＊肘を曲げて固定し、上体を倒す

MET法 〈マッスルエナジーテクニック〉

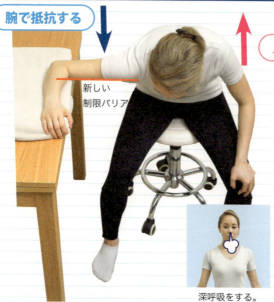

腕で抵抗する

新しい
制限バリア

上体を戻す

2

ステップ③
さらに上体を下げられるまで下げる。これ以上下げられない地点（＝新しい制限バリア）から、20％の力で元に戻す動きに腕で抵抗し、10秒キープした後、同時に両方の力を抜く。体勢を戻し、深呼吸をして筋肉をリラックスさせる。

深呼吸をする。

MET法（2回目）。新しい制限バリアから。

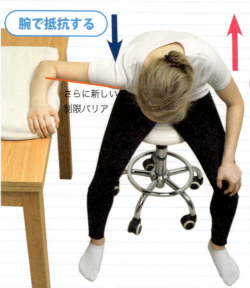

腕で抵抗する

さらに新しい
制限バリア

上体を戻す

3

ステップ④
さらにもう1回（計3回）、同様に繰り返す。反対の左側も同様に行う。

深呼吸をする。

MET法（3回目）。さらに新しい制限バリアから。

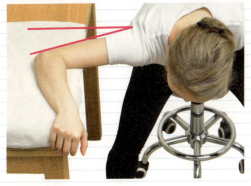

ステップ⑤

今度は、腕を**斜め上**の位置でテーブルの上に乗せ、上記を同じように繰り返していく。

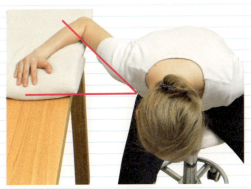

ステップ⑥

今度は、腕を**斜め下**の位置でテーブルの上に乗せ、上記を同じように繰り返していく。

ストレッチ療法⑭

肘を直角に返し、上体を倒す

椅子に座り、ストレッチ療法⑬と逆方向に肘を曲げ、肘の角度を90度以内に保ちながら、腕（左右）を水平に伸ばしてテーブルに乗せます。関係する筋膜や筋肉が伸びていくのを感じながら、上体を下げていきます。

＜主に関係する筋肉と筋膜＞

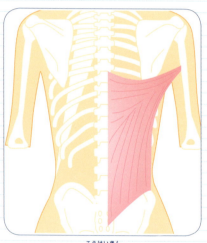

こうはいきん
広背筋

背中の中部から下部を大きく覆う筋肉で、上腕の前面へと付着している。腕を動かすのに作用し、特にカヌーを漕ぐなどの物を後下方に引っ張る動きに大きく関与している。

肩回旋筋群

肩甲骨周りの筋肉群で、肩関節を取り囲み、肩や腕の動きに大きく関与している。

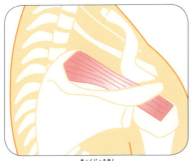

棘上筋
きょくじょうきん

重いスーツケースなどの持ち運び、腕を上げた状態での作業、パソコンのマウスの長時間使用などの反復運動で問題を起こしやすい筋肉。

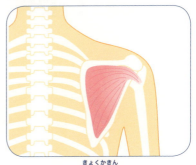

棘下筋
きょくかきん

肩甲骨を覆う筋肉で、腕を動かす時、特にテニスのフォアハンドのように腕を引く動作などで機能しており、背中に腕を回したり、腕の動きがしづらい時などに関係していることが多い。

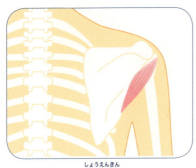

小円筋
しょうえんきん

肩甲骨の外側の骨から上腕骨の後ろに付着している筋肉で、この筋肉が緊張すると、腕の動きを制限する。

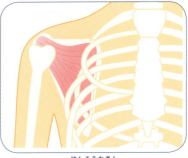

肩甲下筋
けんこうかきん

肩甲骨の前面を覆う筋肉で、肩や腕を内側に回したりする動作に関係している。腕を上に上げにくい場合は、この筋肉に問題があることも多い。

筋膜リリース

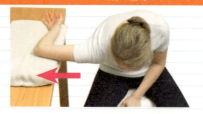

1 10秒、ゆっくりじっくり上体を下げていく。

2 さらに10秒引き伸ばす。

3 もうさらに10秒引き伸ばす。

上体を下げる

ここがポイント
腕を逆方向に曲げ、肘角度90度に腕（上腕）のストレッチを保ちながら、上体を下げていく。

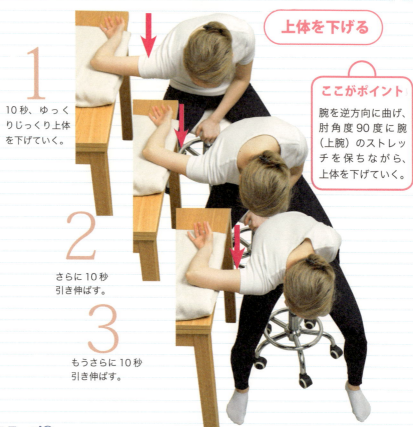

ステップ①
椅子に座り、肘を直角に曲げた腕を前の方法と逆にまわし、テーブルの上に水平に伸ばし、ストレッチさせるように乗せる。ゆっくり上体を下げていき、関係する筋膜や筋肉が伸びていくのを意識しながら10秒ストレッチ、さらに上体を下げながら引き伸ばしを10秒、またさらに引き伸ばすように10秒と、トータル30秒のストレッチをする（筋膜リリース）。

MET法〈マッスルエナジーテクニック〉

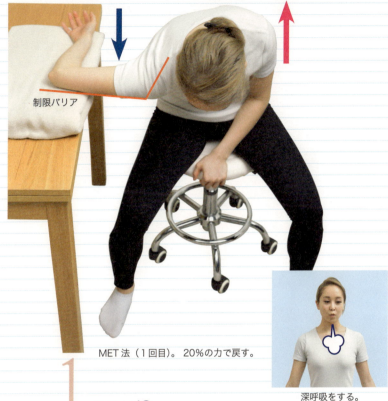

腕で抵抗する

上体を戻す

制限バリア

MET法（1回目）。20％の力で戻す。

深呼吸をする。

1

ステップ②

今度は、上体がこれ以上下げられない地点（＝制限バリア）から、上体を20％の力で元に戻そうとする。その動きを腕でブロックするように10秒抵抗する（MET法）。10秒後、同時に力を緩め、体勢を戻し、深呼吸をして筋肉をリラックスさせる。

実践編　＊ストレッチ療法⑭＊　肘を直角に返し、上体を倒す

MET法 〈マッスルエナジーテクニック〉

2

腕で抵抗する / **上体を戻す**

ステップ③
さらに上体を下げる。これ以上下げられない地点（＝新しい制限バリア）から、20％の力で元に戻す動きに抵抗し、10秒キープした後、同時に両方の力を抜く。体勢を戻し、深呼吸をして筋肉をリラックスさせる。

深呼吸をする。

MET法（2回目）。新しい制限バリアから。

3

腕で抵抗する / **上体を戻す**

ステップ④
さらにもう1回（計3回）同様に繰り返す。反対の左側も同様に行う。

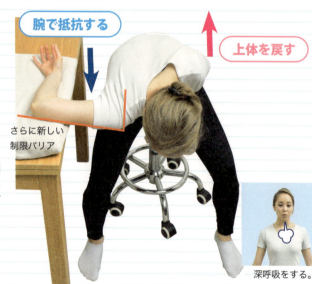

深呼吸をする。

MET法（3回目）。さらに新しい制限バリアから。

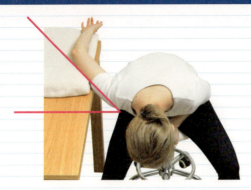

ステップ⑤

今度は、腕を**斜め下**の位置でテーブルの上に乗せ、上記を同じように繰り返していく。

テーブルを使わないやり方

筋膜リリース

この方法は、テーブルを使わずに行うこともできる。その場合、肘を曲げて腕を内側に回旋させた腕を、脚の内側に入れ、脚で腕を押しながらストレッチしていく（筋膜リリース）。

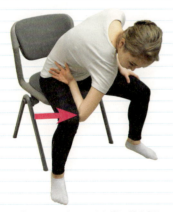

10秒、ゆっくりじっくり脚で腕を押して腕を内側に回旋させ、引き伸ばしていく。さらに10秒引き伸ばす。もうさらに10秒引き伸ばす。

MET法

腕を20％の力で戻そうとするのに対し、脚で抵抗を加え、10秒キープした後、同時に両方の力を抜く。体勢を戻し、深呼吸をして筋肉をリラックスさせる。あとは、前述の要領で行う。

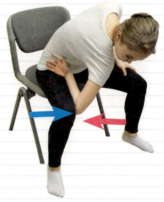

MET法。20％の力で腕を外側に元に戻そうとする動きに、脚の内側で抵抗する。

実践編 * ストレッチ療法⑭ * 肘を直角に返し、上体を倒す

ストレッチ療法⑮

腰に手を当て、内側に回す

　片手（左右）をウエストに置き、そのままの腕の形（肘角度）をキープし、肩甲骨周りの筋膜や筋肉が伸びていくのを感じながら、身体を内側に回旋させていきます。

＜主に関係する筋肉と筋膜＞

肩回旋筋群

肩甲骨周りの筋肉群で、肩関節を取り囲み、肩や腕の動きに大きく関与している。

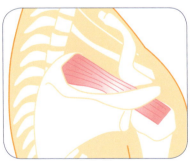

棘上筋（きょくじょうきん）

重いスーツケースなどの持ち運び、腕を上げた状態での作業、パソコンのマウスの長時間使用などの反復運動で問題を起こしやすい筋肉。

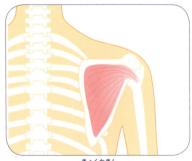

棘下筋（きょくかきん）

肩甲骨を覆う筋肉で、腕を動かす時、特にテニスのフォアハンドのように腕を引く動作などで機能しており、背中に腕を回したり、腕の動きがしづらい時などに関係していることが多い。

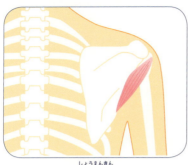

小円筋
　　しょうえんきん

肩甲骨の外側の骨から上腕骨の後ろに付着している筋肉で、この筋肉が緊張すると、腕の動きを制限する。

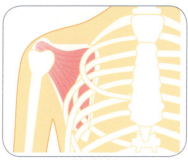

肩甲下筋
　　けんこうかきん

肩甲骨の前面を覆う筋肉で、肩や腕を内側に回したりする動作に関係している。腕を上に上げにくい場合は、この筋肉に問題があることも多い。

筋膜リリース

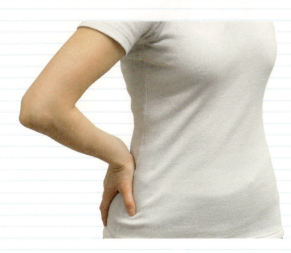

ステップ①
片腕を同じ側の脇腹（ウエストの上あたり）に、親指を前で他の四指を下に向けて置く。

実践編 ＊ストレッチ療法⑮ ＊腰に手を当て、内側に回す

筋膜リリース

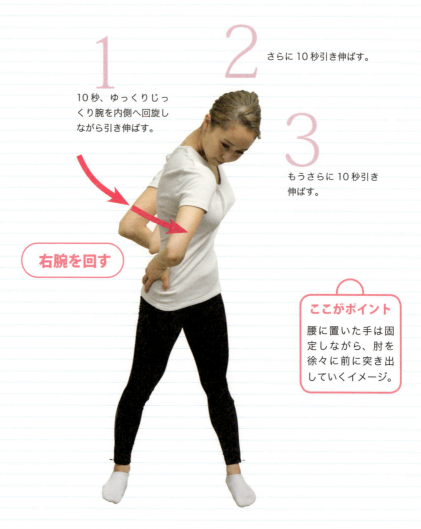

1 10秒、ゆっくりじっくり腕を内側へ回旋しながら引き伸ばす。

2 さらに10秒引き伸ばす。

3 もうさらに10秒引き伸ばす。

右腕を回す

ここがポイント
腰に置いた手は固定しながら、肘を徐々に前に突き出していくイメージ。

そのままの腕の形をキープしながら内側に回旋していき、引っかかりを感じる筋膜や筋肉が伸びていくのを意識しながら10秒ストレッチ、さらに回旋しながら引き伸ばしを10秒、またさらに回旋しながら引き伸ばすように10秒と、トータル30秒のストレッチをする（筋膜リリース）。

MET法〈マッスルエナジーテクニック〉

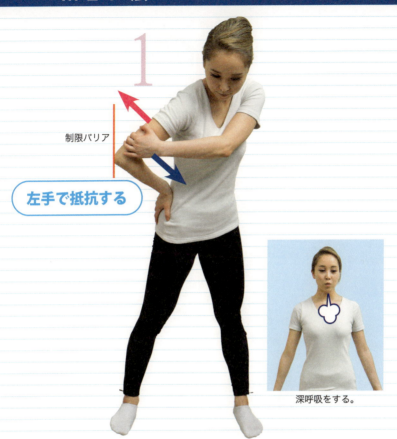

制限バリア

左手で抵抗する

深呼吸をする。

MET法（1回目）。20%の力で腕を外側に戻す動きに、抵抗する。

ステップ②
今度は、これ以上腕が内側に回旋できない地点（＝制限バリア）から、20%の力で元に戻そうとする。その動きに対し、**もう一方の手で上腕を掴み**10秒抵抗する（MET法）。10秒後、同時に力を緩め、体勢を戻し、深呼吸をして筋肉をリラックスさせる。

MET法 〈マッスルエナジーテクニック〉

2

右腕を戻す

新しい制限バリア

左手で抵抗する

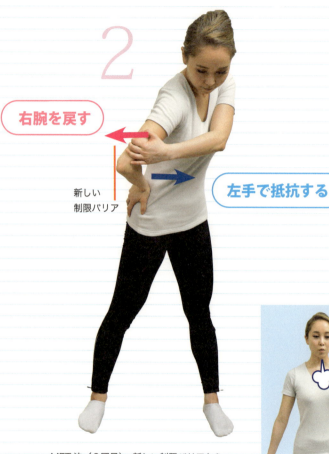

MET法（2回目）。新しい制限バリアから。

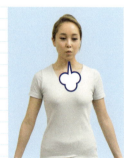

深呼吸をする。

ステップ③

さらに腕を内側に回旋する。これ以上回せない地点（＝新しい制限バリア）から、20％の力で元に戻す動きに抵抗し、10秒キープした後、同時に両方の力を抜く。体勢を戻し、深呼吸をして筋肉をリラックスさせる。

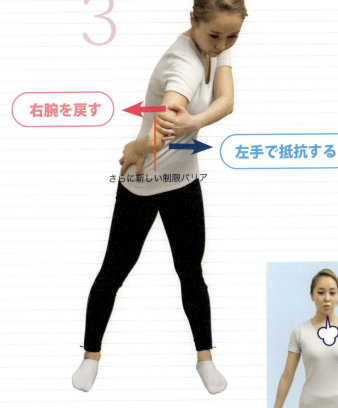

3

右腕を戻す ←

左手で抵抗する →

さらに新しい制限バリア

MET法（3回目）。さらに新しい制限バリアから。

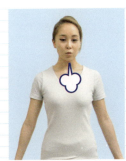

深呼吸をする。

ステップ④
さらにもう1回（計3回）、同様に繰り返す。反対の左側も同様に行う。

ストレッチ療法⑯
腕を水平に回し伸ばす

　上腕をもう一方の手で掴み、内側（水平）に身体を回旋させていきます。その時、肩甲骨周りの筋膜や筋肉が伸びていくのを意識してください。左右行い、より動きの悪い方に時間をとりましょう。

＜主に関係する筋肉と筋膜＞

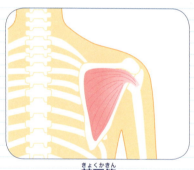

棘下筋（きょくかきん）

肩甲骨を覆う筋肉で、腕を動かす時、特にテニスのフォアハンドのように腕を引く動作などで機能しており、背中に腕を回したり、腕の動きがしづらい時などに関係していることが多い。

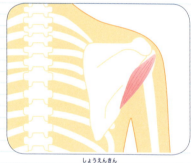

小円筋（しょうえんきん）

肩甲骨の外側の骨から上腕骨の後ろに付着している筋肉で、この筋肉が緊張すると、腕の動きを制限する。

筋膜リリース

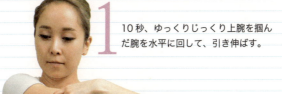

1 10秒、ゆっくりじっくり上腕を掴んだ腕を水平に回して、引き伸ばす。

右腕を引き伸ばす

2 さらに10秒引き伸ばす。

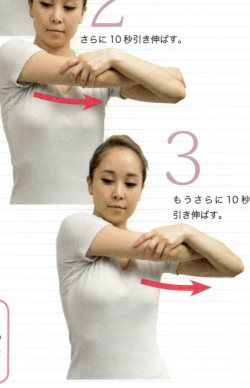

3 もうさらに10秒引き伸ばす。

ステップ①

右の上腕をもう一方の手で掴み、左方向に水平に回していく（回旋）。関係する筋膜や筋肉が伸びていくのを意識しながら10秒ストレッチ、さらに左方向に回旋しながら引き伸ばしを10秒、またさらに回旋しながら引き伸ばすように10秒と、トータル30秒のストレッチをする（筋膜リリース）。

ここがポイント

上体は正面を向いたまま、腕のみを水平に回していく。

実践編 ＊ストレッチ療法⑯＊ 腕を水平に回し伸ばす

MET法 〈マッスルエナジーテクニック〉

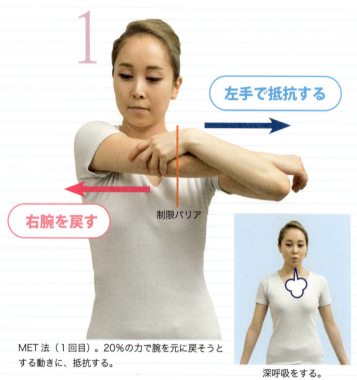

1

左手で抵抗する

右腕を戻す

制限バリア

MET法（1回目）。20％の力で腕を元に戻そうとする動きに、抵抗する。

深呼吸をする。

ステップ②
今度は、腕がこれ以上左に回旋できない地点（＝制限バリア）から、20％の力で元に戻そうとする。その動きをブロックするように掴んだ手で10秒抵抗する（MET法）。10秒後、同時に力を緩め、体勢を戻し、深呼吸をして筋肉をリラックスさせる。

2

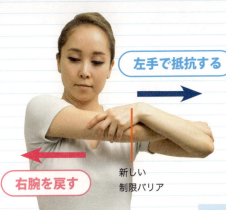

左手で抵抗する

右腕を戻す

新しい制限バリア

MET 法（2回目）。新しい制限バリアから。

ステップ③

さらに腕を回旋していく。これ以上回せない地点（＝新しい制限バリア）から、20％の力で元に戻す動きに抵抗し、10秒キープした後、同時に両方の力を抜く。体勢を戻し、深呼吸をして筋肉をリラックスさせる。

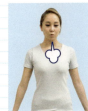

深呼吸をする。

3

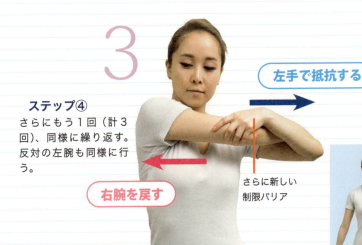

ステップ④

さらにもう1回（計3回）、同様に繰り返す。反対の左腕も同様に行う。

左手で抵抗する

右腕を戻す

さらに新しい制限バリア

MET 法（3回目）。さらに新しい制限バリアから。

深呼吸をする。

ストレッチ療法⑯ 腕を水平に回し伸ばす

ストレッチ療法⑰

上体を横に倒す

　頭の上で、上腕をもう一方の手で掴み、上半身を横（左右）に倒していきます。その時、広背筋や大円筋の筋膜筋肉が伸びていくのを意識してください。

＜主に関係する筋肉と筋膜＞

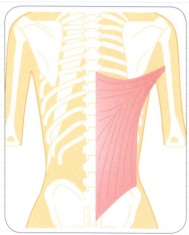

広背筋（こうはいきん）

背中の中部から下部を大きく覆う筋肉で、上腕の前面へと付着している。腕を動かすのに作用し、特にカヌーを漕ぐなどの物を後下方に引っ張る動きに大きく関与している。

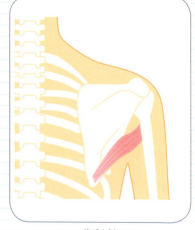

大円筋（だいえんきん）

広背筋と共に腕の動きに関係する筋肉。腕を横から下に下げたり、内に回したり、腕を後ろに伸ばす、例えば後ろのポケットに手を伸ばす際などに働いている。肩こりの人はこの大円筋が張っていることが多い。

筋膜リリース

確かめよう！

ステップ①
まずは、両腕を上げてみよう。腕が耳に付くくらいスムーズに上げられれば問題ない。写真のようにどこかで引っかかる感じがしてそれ以上動かせない場合は、広背筋の筋膜、筋肉に問題がある可能性がある。

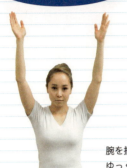

1 腕を掴んで10秒、ゆっくりじっくり上体を倒しながら引き伸ばす。

2 さらに10秒引き伸ばす。

3 もうさらに10秒引き伸ばす。

上体を左に倒す

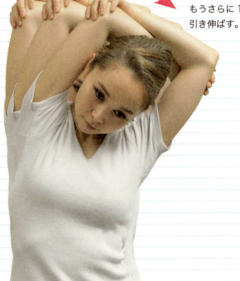

ここがポイント
広背筋や脇下の大円筋が伸びていくのを意識しながら。

ステップ②
腕を掴み、じっくりゆっくり上体を左に倒していく。広背筋の筋膜や筋肉が伸びていくのを意識しながら10秒ストレッチ、さらに上体を倒しながら引き伸ばしを10秒、またさらに倒しながら引き伸ばすように10秒と、トータル30秒のストレッチをする（筋膜リリース）。

MET法 〈マッスルエナジーテクニック〉

1

手で抵抗する

上体を右に戻す

制限バリア

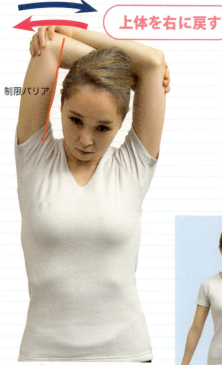

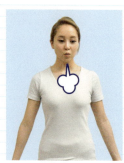

MET法（1回目）。20％の力で上体を元に戻そうとする動きに、抵抗する。

深呼吸をする。

ステップ③

今度は、上体がこれ以上横に倒せない地点（＝制限バリア）から、上体を20％の力で元に戻そうとする。掴んだ手で、その動きをブロックするように10秒抵抗する（MET法）。10秒後、同時に力を緩め、首を正面に戻し、深呼吸をして筋肉をリラックスさせる。

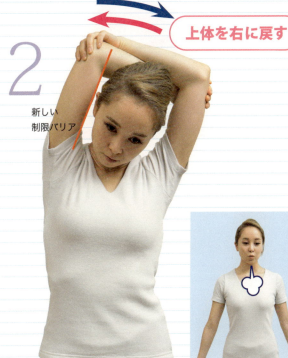

手で抵抗する

上体を右に戻す

2

新しい制限バリア

MET法（2回目）。新しい制限バリアから。

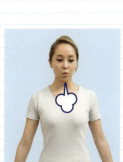

深呼吸をする。

ステップ④
さらに上体を横に倒していく。これ以上倒れない地点（＝新しい制限バリア）から、20％の力で元に戻す動きに抵抗し、10秒キープした後、同時に両方の力を抜く。体勢を戻し、深呼吸をして筋肉をリラックスさせる。

3 ステップ⑤

さらにもう1回（計3回）、同様に繰り返す。
反対の右方向も同様に行う。

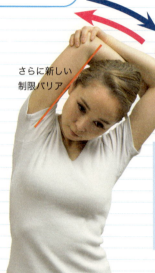

手で抵抗する

上体を右に戻す

さらに新しい
制限バリア

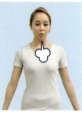

深呼吸をする。

MET法（3回目）。さらに新しい制限バリアから。

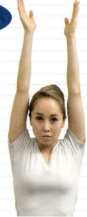

確かめよう！

ステップ⑥

最後に、両腕がどこまで上がるようになったかチェックする。両腕が耳に触れるくらいになっていたら、良好な状態といえる。

トリガーポイントリリース

筋膜筋肉ストレッチ療法に加え、必要に応じて、トリガーポイントリリースを行っていきます。

首こりのトリガーポイント（3本のライン）

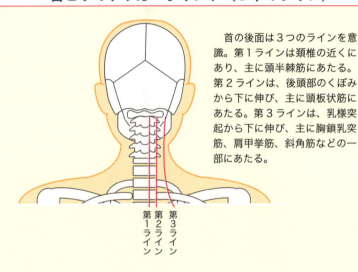

首の後面は3つのラインを意識。第1ラインは頚椎の近くにあり、主に頭半棘筋にあたる。第2ラインは、後頭部のくぼみから下に伸び、主に頭板状筋にあたる。第3ラインは、乳様突起から下に伸び、主に胸鎖乳突筋、肩甲挙筋、斜角筋などの一部にあたる。

上図のように、首には3本のラインがあると考えてください（左側にも同様に3本ある）。それぞれのラインの下をいろいろな筋肉が走っています。それぞれのラインに沿って、硬結やトリガーポイントが存在することが多いです。

指で触診しながらしこりの部分を見つけたら、痛気持ち良いくらいの圧加減で10秒の静止圧迫を3回、必要に応じてそれを繰り返していきます。

トリガーポイントリリース

第1ラインを押す

頭半棘筋のトリガーポイント

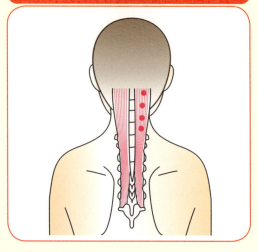

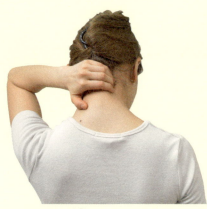

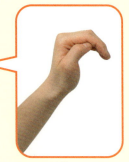

ステップ①
指の四指で、熊手のような引っかける形をつくる。

ステップ②
首を動かす時に引っかかりを感じる筋肉に指（四指）をあて、硬くロープが張っているような状態やしこりのある部分を探していく。

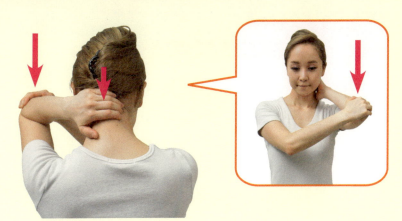

ステップ③
探し当てたら、その部分に四指を引っかけ、もう一方の手で腕全体を引き下げるようにして、ラインやポイントを押圧していく（静止圧迫10秒×3回）。

ステップ④
ある程度ほぐれたと感じたら、また、硬くロープが張っているような状態やしこりの部分を探して上記を繰り返していく。手のかわりに、マッサージ棒を使用してもよい。

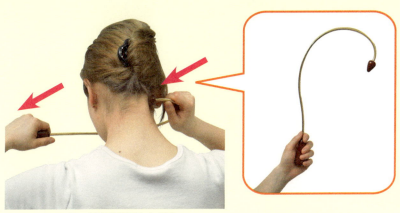

マッサージ棒を使用した場合。

トリガーポイントリリース

第2ラインを押す

頭板状筋のトリガーポイント

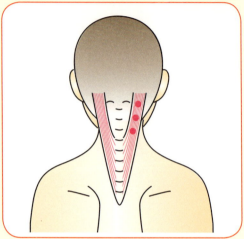

第1ラインと同じ要領で押していく。

第3ラインを押す

斜角筋のトリガーポイント

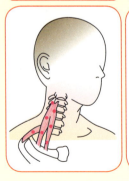

胸鎖乳突筋のトリガーポイント

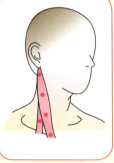

肩甲挙筋のトリガーポイント

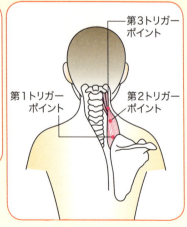

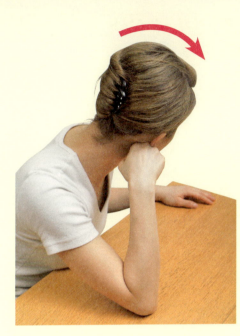

ステップ①
指を軽く握ってゲンコツの形をつくる。

ステップ②
机の上に肘を置き、拳（こぶし）の関節の面を、斜角筋、胸鎖乳突筋、頭板状筋の張っているあたりにあて、そこに頭の重心をのせていく。痛気持ちいい圧加減で、10秒の静止圧迫を3回ほど行う。

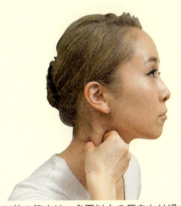

あるいは、胸鎖乳突筋を指で掴み、張っている部分を心地いい圧で押圧したり、揺すったりして緩めていく（二指圧迫法）。

※首の筋肉は、必要以上の圧をかけ過ぎると危険なので、慎重に行う。

実践編 ＊トリガーポイントリリース

トリガーポイントリリース

頭痛を軽減するトリガーポイント

　ここで、頭痛がある場合のトリガーポイントについてご紹介しておきます。

　下図のポイントは、頭痛に最も関係が深い筋肉といわれる頭板状筋に形成されるトリガーポイントの位置を示しています。このポイントは、指圧のツボ（風池や完骨）の位置と合致します。

　押すと頭のほうにズーンと響く感じがあれば、その部分はトリガーポイントの可能性があります。頭痛を感じる場合は、下図のポイントを117ページの上写真の要領でしっかり静止圧迫していきましょう。

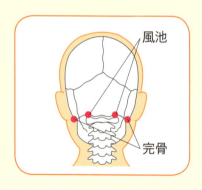

肩こりを軽減するトリガーポイント

　続いて、肩こりを軽減するトリガーポイントをご紹介します。

　次ページのトリガーポイントの図と120〜121ページの要領を参考に、肩周りの辛い部分に、指で触れていきます。硬いしこりの部分を見つけたら、その部分に指（四指）、あるいはマッサージ棒を当て、10秒、痛気持ちいい圧加減で押し当てていきます。グリグリするのではなく、圧をかけて静止する（静止圧迫）イメージです。

　10秒×3回を1セットとして、必要に応じて繰り返します。

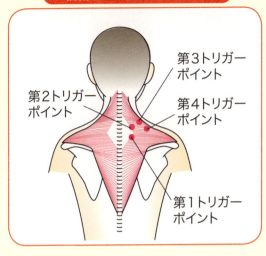

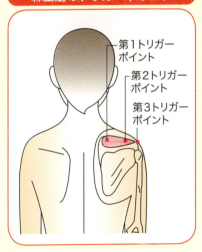

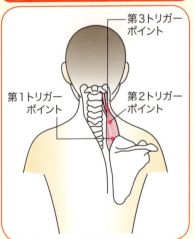

トリガーポイントリリース

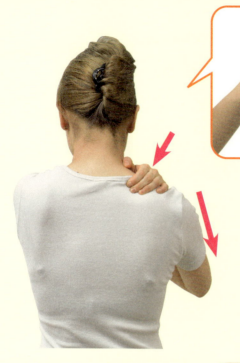

ステップ①
指の四指で、熊手のような引っかける形をつくる。

ステップ②
指（四指）を肩のトップにあて、硬くロープが張っているような状態や結び目のようなしこりの場所を探していく。指（四指）を僧帽筋、棘上筋、肩甲挙筋が通っている付近にあて、肩を上げ下げする。そして、動いている上記の筋肉を感じながら、あるいはトリガーポイントチャート図を参考にしながら探していく。

ステップ③
探し当てたら、もう一方の手で腕全体を引き下げるようにして、ラインやポイントを押圧していく（静止圧迫10秒×3回）。指で押すのが辛い場合は、マッサージ（指圧）棒を使用してもよい。

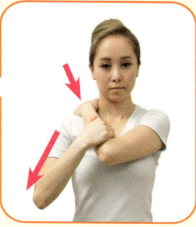

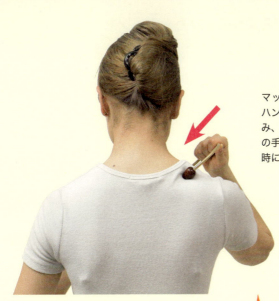

マッサージ棒を使用した場合。ハンドルとカーブのトップを掴み、上から押す動きともう一方の手で下から引っ張る動きを同時に行うと押圧しやすい。

実践編 ＊トリガーポイントリリース

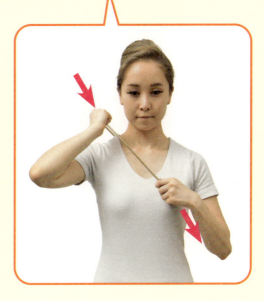

トリガーポイントリリース

肩甲骨周りのトリガーポイント

　僧帽筋の手が届きにくい部分や、大小菱形筋、棘下筋などの肩甲骨周りの筋肉に対しては、マッサージ棒やテニスボールを利用するとよいでしょう。

　テニスボールを使用する場合は、壁と背中の間にテニスボールをはさみ、テニスボールに体重をかけながら、硬く張っている部分を緩めていきます。床にヨガマットなどを敷いて、寝た態勢で行うこともできます。

大小菱形筋のトリガーポイント

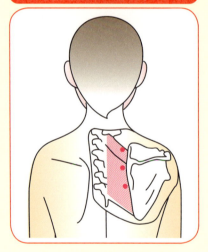

棘下筋のトリガーポイント

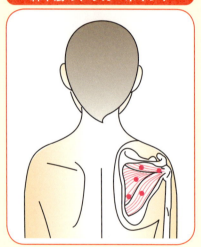

＊トリガーポイントは、全身の硬直した筋肉内に形成される可能性があります。本書では、特に肩こり、首こりに関係するポイントをご紹介しています。

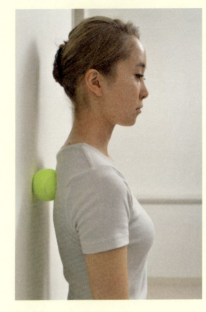

テニスボールを使って背中のトリガーポイントを押圧する。

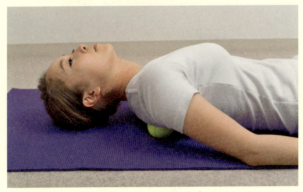

実践編 ＊トリガーポイントリリース

123

再び姿勢チェック

　これまでの筋膜筋肉ストレッチ療法を行った後、本書の最初に紹介した姿勢チェック（9ページ参照）を、再度行ってみましょう。
　どうですか？　自分では矯正されたという意識がないかもしれませんが、姿勢や可動域が改善されていませんか？　改善されていれば成功です。
　そして、肩、首、肩甲骨周りが軽くなっていませんか？　もし思うように改善されていないとしても、このセルフケア法を毎日何回でも続けてみてください。きっと状態が良くなり、不快感や痛みが軽減されていくことでしょう。

セルフケア法の注意点

　自分で自分の筋肉や筋膜を感じながら、必要な部分に、自分のペースと力配分で、いつでもどこでも気軽に実施できるのが、このセルフケア法のいいところです。
　しかし、筋肉や筋膜が原因ではない神経障害や、ひびや骨折などの骨の異常、腱断裂、急性の炎症などが起こっている場合、異常な痛みを伴う場合などは、危険ですので行わないでください。その際は、ドクターや専門家に相談するなど、的確なアドバイスを受けるようにしてください。

おわりに

　筋肉や筋膜、トリガーポイントの状態は、毎日、いや毎分毎秒、その状態が刻々と変化しています。癒着や拘縮、硬結のない、しなやかで柔軟な筋肉や筋膜があるからこそ、骨や関節に余計な負担や衝撃を与えずスムーズに身体を動かせ、血流やリンパ液も正常に流れます。

　このセルフケア法は、毎日の生活習慣で無意識に酷使してしまう筋肉や筋膜の状態を、自分で感じながら、無理なく自然に是正していきます。凝りからくる不快感や痛みを取り除き、楽になることはもちろん、様々な病気の予防となり、いつまでも健やかで元気でいられるようにサポートします。

　冒頭で記しましたように、高齢社会において、誰かの介助を受けながら老後施設や病院で過ごし、やがて苦しい闘病生活を経て、最期を迎えるのは避けたいものです。少しでも健康寿命を延ばし、最期の最期まで元気で笑っていられるために、多くの若者からお年寄りまで、この本がその一助になれば幸いです。

　最後に個人的なことではありますが、私をずっと温かく育て支えてくれている母、松本豊子が昨秋、米寿を迎えました。その母がこのセルフケア法を実践し、いつまでも健康で元気に残りの人生を謳歌してくれることを願っています。

　　　　　　　　　　　　　オーストラリアにて　マーティー松本

参考文献

「Muscle Energy Techniques」Leon Chaitow, Churchill Livingstone Publisher

「Muscle Energy Technique」Tom Ockler, MMX Real Bodywork

「Trail guide to the body」Andrew Biel, Books of Discovery.

「Basic Clinical Massage Therapy」James H.Clay/ David M.Pounds, Lippincott Williams & Wilkins/ Wolters Kluwer Health Inc.

「The Manual of Trigger Point and Myofascial Therapy」Dimitrios Kostopolos & Konstantine Rizopoulos, SLACK Incorporated

「Trigger point therapy workbook」Davies & Davies, New Harbinger Publications Inc.

「Myofascial Pain and Dysfunction, The Trigger Point Manual」Travell and Simon, Lippincot Williams and Wilkins.

「すぐわかる！　すぐ使える！　トリガーポイント療法」マーティー松本　BABジャパン

制作協力

◎ Future Therapy Academy Australia（フューチャーセラピーアカデミーオーストラリア）
www.futuretherapy.com.au

◎ WATEC（世界アドバンスセラピー認定試験機構）
www.watec-therapist.com

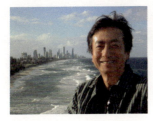

著者◉マーティー松本

豪州認定リメディアルセラピスト。米国でMBAを取得し、日本のトップ企業で活躍後オーストラリアへ渡り、リメディアルセラピストとなる。豪州ゴールドコーストのリゾートホテル内でサロン経営の傍ら、Future Therapy Academy Australia を立ち上げ、技術指導に尽力している。WATEC（世界アドバンスセラピー認定試験機構）代表。INTA 国際ナチュラルセラピー協会理事。英国IFA、英国ITEC 認定セラピスト。著書に『すぐわかる！すぐ使える！トリガーポイント療法』、DVDに『筋膜筋肉ストレッチ療法』『セラピストのためのわかりやすいトリガーポイント療法』『オーストラリア・スタイル　リメディアルセラピー』（全てBABジャパン）など。

写真撮影 ● 漆戸美保
実演モデル ● 阿保瞳
本文デザイン ● 中島啓子
装丁デザイン ● 梅村昇史

肩こり全快！　自分ですぐできる！
筋膜筋肉ストレッチ療法

2017年9月10日　初版第1刷発行

著　者	マーティー松本
発行者	東口敏郎
発行所	株式会社BABジャパン

　　　〒151-0073 東京都渋谷区笹塚1-30-11　4・5F
　　　TEL　03-3469-0135　　　FAX　03-3469-0162
　　　URL　http://www.bab.co.jp/
　　　E-mail　shop@bab.co.jp
　　　郵便振替 00140-7-116767
印刷・製本　大日本印刷株式会社

ISBN978-4-8142-0074-0 C2077

※本書は、法律に定めのある場合を除き、複製・複写できません。
※乱丁・落丁はお取り替えします。

DVD & BOOK Collection

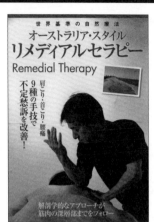

DVD 世界基準の自然療法 オーストラリア・スタイル
リメディアルセラピー
筋肉に対する多彩なテクニックが
オーダーメイドの施術を可能にする!!

リメディアルセラピーは、豪州の主流トリートメントで、民間の保険も適用される「政府公認」施術法。肩こりや腰痛など様々な身体の不調に対し、こりの芯やトリガーポイントをほぐし、筋肉に働きかけて解消します。この DVD では、9種のテクニックと、圧の掛け方などポイントを解説。あなたの施術が個性溢れる進化を遂げます。
指導・監修：マーティー松本

■収録時間 91 分　■価格：本体 5,000 円＋税

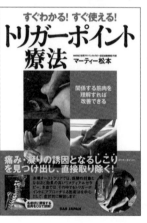

BOOK すぐわかる!すぐ使える!
トリガーポイント療法
痛み・凝りの誘因となるしこり（トリガーポイント）
を見つけ出し、直接取り除く!

本場オーストラリアでは、保険の対象となるほど効果の高いリメディアルセラピー。本書では、その中でもトリガーポイントにアプローチする施術法を中心として、症状別に解説します。トリガーポイントとは、痛みや不調の原因となる筋肉の硬結（しこり）。そこが引き金（トリガー）となり、離れた部位にまで痛みを引き起こします。クライアントの症状とニーズに応じた、"オーダーメイド" の施術だから効果絶大です。各症状に関係する筋肉を CG で詳解します。

●マーティー松本 著　●A5判　●180頁
●本体 1,600 円＋税

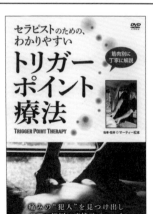

DVD セラピストのための、わかりやすい
トリガーポイント療法
各筋肉を解剖学的に紐解き
不調の原因に直接アプローチ!

緊張した筋肉はしこりを作り、神経を圧迫して痛みの原因になります。そして、それが引き金（トリガー）となり、離れた部位にまで痛みが広がっていく…。「トリガーポイント療法」はその不調の原因となる筋肉のポイントを探し出し、そこに直接アプローチすることにより、首、肩、腰、ひざなどの痛みや不具合の根本を解消するテクニックです。この DVD では各筋肉ごとにトリガーポイントの場所と施術例を解説。
指導・監修：マーティー松本

■収録時間 91 分　■価格：本体 5,000 円＋税

BOOK Collection

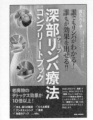

深部(ディープ)リンパ療法コンプリートブック
～誰でもリンパがわかる! 誰もが効果を出せる!!～

老廃物のデトックス効果が10倍以上! リンパ最前線!解剖生理&手技を学ぶ自己施術できてしまう!! 皮膚に存在する「浅層」リンパと、筋肉に存在する「深層」リンパ。本書では、リンパの解剖生理学をしっかりと理解したうえで、「深部リンパ節」を開放する手技を学べるよう解説。

●夜久ルミ子 著　●A5判　●184頁　●本体1,600円+税

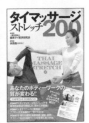

タイマッサージ・ストレッチ200

「あなたのボディーワークの質が変わる!!」 効果効能、関節・筋肉・テクニック名から目的ページが手早く見つかる便利な索引付き! 全テクニックに、アプローチする筋肉が一目でわかる解剖図を掲載し、1ページに1つのストレッチを分かりやすく紹介! タイマッサージにあるストレッチを医学的な視点で解説した初めての書籍です

●一般社団法人臨床タイ医学研究会 著／永田晟 監修
●B5判　●296頁　●本体2,800円+税

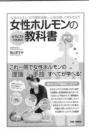

「女性ホルモン」の不調を改善し、心身の美しさを引き出す
セラピストのための女性ホルモンの教科書

女性のカラダをコントロールしている『女性ホルモン』。様々な"カラダの不調"から"ココロの不調"、"美容"まで大きく関わります。女性ホルモンが乱れる原因を3タイプに分類。『女性ホルモン』の心理学的観点からみた『理論』と不調の原因タイプ別の『ボディートリートメント』&『フェイシャルの手技』やセルフケアを解説します。

●烏山ますみ 著　●A5判　●236頁　●本体1,500円+税

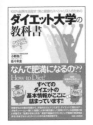

100%結果を目指す!美と健康のスペシャリストのための
ダイエット大学の教科書

美容・健康のプロなら知っておくべきダイエットのなぜ?! 美容や健康現場のプロとして、健康について、正確で信用できるデータや知識を習得したい方等…こんな方々にオススメです。栄養学などの基本知識から、本格的なエビデンスまで、ダイエットに関わるデータをギューーッと一冊に!

●小野浩二, 佐々木圭 著　●A5判　●200頁　●本体1,500円+税

完全なる癒しと、究極のリラクゼーションのために
マッサージセラピーの教科書

「セラピスト」(療術家)という職業をプロとして、誇りをもって続けていくために必要なこと! セラピストとしての心構えや在り方、そして施術で身体を痛めないためのボディメカニクスなど、すべてのボディワーカー必読の全9章。米NYで本格的なマッサージセラピーを学んだ著者が癒すセラピーの真髄に迫ります。

●國分利江子 著　●A5判　●240頁　●本体1,500円+税

BOOK Collection

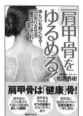

体も心も軽くなる!すっきりさせる一番のコツはこれ!!
肩甲骨をゆるめる!

肩甲骨のコリと様々な不調との関連を詳しく図説、肩甲骨をゆるめる6つの体操を分かりやすく紹介。首・肩・腰・膝・股関節が痛い/肋間に痛みが走る/腕や脚のしびれ/頭痛/耳鳴り/咳/胃もたれ/冷え性...etc. 実力派整体師が明かす、不調の改善法を公開します。誰にでもできる肩甲骨「健康」講座です。

●松原秀樹 著　●四六判　●184頁　●本体1,400円+税

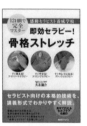

12日間で完全マスター
即効セラピー! 骨格ストレッチ

トップアスリートのボディケア経験から生まれた独自のホリスティック・メソッド。整体法・カイロプラクティック療法・呼吸法などの理論をベースに、人体構成の土台である骨格バランスや関節の動きを、本来あるべき状態に導く特殊ストレッチ。瞬時に自律神経を活性化させ、深層筋を刺激。デトックス効果もあり。

●久永陽介 著　●A5判　●216頁　●本体1,700円+税

リピート率100%にするための
骨格ストレッチ

骨格や筋肉のゆがみを調整し瞬時に改善を実感してもらえるセラピー。施術前&施術後でこれだけ改善。何度も行きたくなるサロンを目指します。要望の多い12症状の改善テクニックを網羅しているので、これ一冊で骨格ストレッチを完全マスターできます。

●久永陽介 著　●A5判　●216頁　●本体1,500円+税

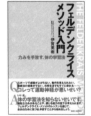

フェルデンクライス・メソッド入門

力みを手放す、体の学習法

フェルデンクライス・メソッドは、人間の学習能力の仕組みに着目した「体の学習法」。独自のレッスンを通して、無駄に力んだ体や効率の悪い動作に気付き、無駄な力を使わない、効率の良い動作を学びます。本書では、フェルデンクライス・メソッドについて、初心者にも分かりやすく解説。

●伊賀英樹 著　●四六判　●192頁　●本体1,500円+税

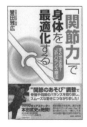

すぐできる!JPバランス療法
「関節力」で身体を最適化する

「関節力」は、トップアスリートの身体能力向上から、トップモデルの美容、日常生活まで、あらゆる身体コンディショニングのカギを握ります。関節微動点を活用し、適正な関節のあそび(=JP:Joint Play)を取り戻すことで、一瞬にして身体の状態や動きの質を改善します。内容:関節のあそびとは?/基本関節編ほか

●誉田雅広 著　●四六判　●180頁　●本体1,400円+税

BOOK Collection

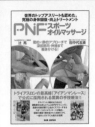

動的×静的アプローチで深部筋肉・神経まで働きかける!
PNF スポーツオイルマッサージ

トライアスロンの最高峰「アイアンマンレース」で公式に採用される、驚異の手技療法！ クライアントの動きを引き出す運動療法も含んだ Tsuji 式 PNF テクニックと、適度な安静状態で心地よくアプローチするスポーツオイルマッサージが融合。極限の場面で磨き抜かれた技術だから、一般の人のケアにも絶大な効果！

●辻亮, 田中代志美 著　●A5判　●252頁　●本体1,600円+税

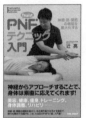

神経・筋・関節の機能を最大化する！
Tsuji式 PNF テクニック入門

神経と筋肉の仕組みを使って、楽に、的確に、そして効率よく施術できる……、それが"PNF"。リハビリテーションの手法として考案され、アスリートやダンサーのトレーニング、身体調整法として発達した施術メソッドです。受ける側に無理をさせず、施術する側も力を必要としない技術と理論です。

●辻亮 著　●四六判　●211頁　●本体1,600円+税

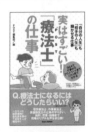

「自分の人生」も「相手の人生」も輝かせる仕事
実はすごい!!「療法士(POST)」の仕事

POSTとは、Physical(理学療法)…動作の専門家。スポーツ障害や病気から元の生活に戻れるようにサポートする Occupational(作業療法)、社会復帰を促す Speech-Language-Hearing(言語聴覚)…「話す、聞く」ことに関するリハビリを行う Therapist(療法士) の頭文字を組み合わせたものです。

●POST 編集部 著　●四六判　●252頁　●本体1,200円+税

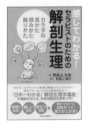

感じてわかる！セラピストのための**解剖生理**

「カラダの見かた、読みかた、触りかた」が分かる本。さまざまなボディーワーカーに大人気の講師がおくる新しい体感型解剖学入門！ カラダという不思議と未知があふれた世界を、実際に自分の体を動かしたり、触ったりしながら深く探究できます。意外に知られていないカラダのお役立ち＆おもしろトピックスが満載！

●野見山文宏 著／野見山雅江 イラスト　●四六判　●180頁
●本体1,500円+税

ダニエル・マードン式モダンリンパドレナージュ
リンパの解剖生理学門

リンパドレナージュは、医学や解剖生理の裏付けがある科学的なメソッドです。正しい知識を持って行ってこそ安全に高い効果を発揮できます。本書は、セラピストが施術の際に活かせるように、リンパのしくみを分かりやすく紹介。ふんだんなイラストともに、新しいリンパシステムの理論と基本手技を解説しています。

●高橋結子 著　●A5判　●204頁　●本体1,600円+税

Magazine

アロマテラピー＋カウンセリングと自然療法の専門誌

セラピスト

スキルを身につけキャリアアップを目指す方を対象とした、セラピストのための専門誌。セラピストになるための学校と資格、セラピーサロンで必要な知識・テクニック・マナー、そしてカウンセリング・テクニックも詳細に解説しています。

- ●隔月刊 〈奇数月7日発売〉
- ●A4変形判　●164頁　●本体917円＋税
- ●年間定期購読料5,940円（税込・送料サービス）

セラピーのある生活

Therapy Life

セラピーや美容に関する話題のニュースから最新技術や知識がわかる総合情報サイト

[セラピーライフ] [検索]

http://www.therapylife.jp

業界の最新ニュースをはじめ、様々なスキルアップ、キャリアアップのためのウェブ特集、連載、動画などのコンテンツや、全国のサロン、ショップ、スクール、イベント、求人情報などがご覧いただけるポータルサイトです。

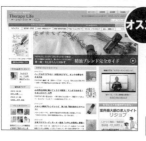
オススメ

『記事ダウンロード』…セラピスト誌のバックナンバーから厳選した人気記事を無料でご覧いただけます。
『サーチ＆ガイド』…全国のサロン、スクール、セミナー、イベント、求人などの情報掲載。
WEB『簡単診断テスト』…ココロとカラダのさまざまな診断テストを紹介します。
『LIVE、WEBセミナー』…一流講師達の、実際のライブでのセミナー情報や、WEB通信講座をご紹介。

スマホ対応　隔月刊 **セラピスト** 公式Webサイト

ソーシャルメディアとの連携
 公式twitter「therapist_bab」
 『セラピスト』facebook公式ページ

トップクラスの技術とノウハウがいつでもどこでも見放題！

THERAPY ✦ COLLEGE

セラピーNETカレッジ

WEB動画講座

www.therapynetcollege.com　[セラピー 動画] [検索]

セラピー・ネット・カレッジ(TNCC)はセラピスト誌が運営する業界初のWEB動画サイトです。現在、150名を超える一流講師の200講座以上、500以上の動画を配信中！すべての講座を受講できる「本科コース」、各カテゴリーごとに厳選された5つの講座を受講できる「専科コース」、学びたい講座だけを視聴する「単科コース」の3つのコースから選べます。さまざまな技術やノウハウが身につく当サイトをぜひご活用ください！

目的に合わせて選べる講座を配信！
～こんな方が受講されてます～

月額2,050円で見放題！
221講座603動画配信中

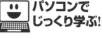 パソコンでじっくり学ぶ！
 スマホで効率よく学ぶ！
 タブレットで気軽に学ぶ！